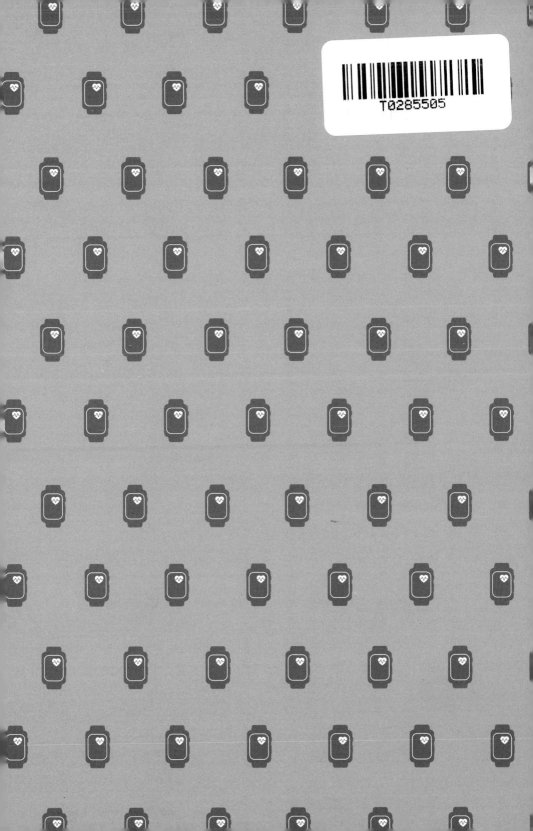

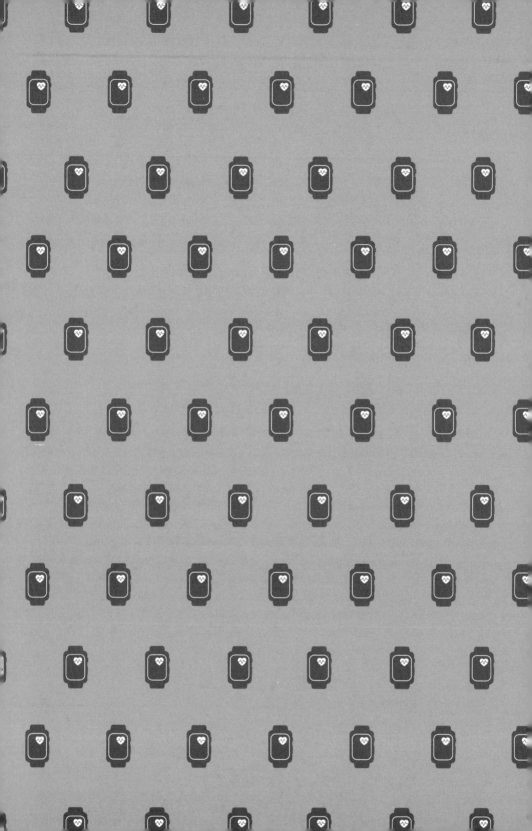

Dr. Jaime del Barrio
Julio Jesús Sánchez

Prólogo de Santiago de Torres

LA SALUD DIGITAL
Y LAS NUEVAS
FORMAS DE LA
ATENCIÓN MÉDICA

MADRID | CIUDAD DE MÉXICO | BUENOS AIRES | BOGOTÁ
LONDRES | SHANGHÁI

Colección Health Tech de LID Editorial
Editorial Almuzara S.L
Parque Logístico de Córdoba, Ctra. Palma del Río, Km 4, Oficina 3
14005 Córdoba.
www.LIDeditorial.com
www.almuzaralibros.com

A member of:

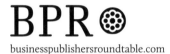

businesspublishersroundtable.com

EAN-ISBN13: 978-84-11313-77-3
Directora editorial: Laura Madrigal
Corrección: Paloma Albarracín
Maquetación: produccioneditorial.com
Diseño de portada: Juan Ramón Batista
Impresión: Cofás, S.A.
Depósito legal: CO-1033-2023

Impreso en España / Printed in Spain

Primera edición: junio de 2023

Te escuchamos. Escríbenos con tus sugerencias, dudas, errores que veas o lo que tú quieras. Te contestaremos, seguro: *info@lidbusinessmedia.com*

Dedicatorias
A mi mujer, María, y nuestras hijas, Lucía y María.
Jaime del Barrio

A mi mujer, Sonia, a nuestros hijos, Belén y Diego, y a mi
madre, Carmen.
Julio Jesús Sánchez

Índice

Agradecimientos

A Santiago de Torres, por coordinar la colección Health Tech e invitarnos a participar.

A LID Editorial, por promover la colección Health Tech.

A quienes hacen posible, desde la profesionalidad y la ética, que los sistemas sanitarios alcancen unos resultados en salud individual y colectiva, hasta hace no mucho tiempo, impensables.

A quienes, además de prestar la mejor atención sanitaria posible, siguen día a día estudiando desde el rigor y la curiosidad, incorporando las nuevas tecnologías que les ayuden para ello.

A la Asociación Salud Digital, organización sin ánimo de lucro, compuesta por profesionales que desarrollan su labor en el ámbito de la salud y encuentran en las soluciones digitales el mejor aliado para hacer frente a los retos a los que se enfrenta la atención sanitaria y promueven su impulso y desarrollo.

A las personas, profesionales sanitarios, ciudadanos y pacientes, porque son el verdadero motor de las nuevas tecnologías aplicadas a la salud.

Prólogo

El libro *La salud digital* es una apuesta por explicar de forma clara, concisa y rigurosa los diferentes aspectos de la transformación digital en el ámbito de la salud.

En la obra, el lector encontrará datos, argumentos e información sobre la salud digital; concepto que define la ingente transformación que el sector está viviendo. La salud digital, como explican los autores, permitirá asegurar la sostenibilidad del sistema sanitario, mejorará la experiencia del paciente, dará beneficios en los resultados de salud de la población y promocionará la salud pública gracias a la gestión de los datos.

Conceptos como medicina personalizada, atención sanitaria basada en valor, inteligencia artificial, salud digital, *big data* (orientado al entorno sanitario) o potencialidad del desarrollo del metaverso son definidos y descritos de forma comprensible y clara.

Todo ello referido a cómo este conjunto de herramientas, aplicaciones y procesos ya nos permite —y, en el futuro, nos permitirá aún más— mejorar la calidad de vida de los pacientes con enfermedades crónicas. La precisión del diagnóstico facilitará pronósticos y tratamientos cada vez más personalizados y exactos. La telemedicina permitirá hacer aún más accesible la sanidad a colectivos alejados de los centros de salud. La inteligencia artificial nos ayudará a automatizar diagnósticos, lo que facilitará que los profesionales sanitarios dediquen su tiempo y conocimiento a tratar a las personas con problemas de salud.

No exagero si afirmo que nos encontramos a las puertas de una revolución bastante impredecible, las posibilidades que ofrece el correcto uso de los elementos de la digitalización en el campo de la salud son inmensas; y todo debe orientarse a la mejora de la salud de la población, a reforzar la atención a los pacientes, a elevar la calidad de vida de los enfermos crónicos, en definitiva, a asegurar una mejor calidad de vida a la población.

Los autores de esta obra son un buen ejemplo de la conjunción que existe entre la salud y las nuevas tecnologías.

Jaime del Barrio, médico internista, posee experiencia en la gestión de la sanidad en el sector público, fue consejero de sanidad de Cantabria, ocupó posteriormente posiciones de responsabilidad en una de las grandes compañías farmacéuticas, y en la actualidad es *senior advisor* de una *big four* del sector de la consultoría y auditoría y consejero independiente en una compañía biomédica global. Preside la Asociación Salud Digital, entidad que integra a profesionales de diversas disciplinas que trabajan en el sector. El doctor del Barrio es una persona inquieta, siempre al día de las últimas innovaciones y posee una gran capacidad pedagógica y un gran divulgador científico.

Julio Jesús Sánchez es ingeniero de Telecomunicaciones, en la actualidad es responsable del Departamento de Operaciones de Sanidad y Transformación Digital de Telefónica. Ha llegado al ámbito de la salud a partir de su conocimiento de las herramientas e instrumentos de la transformación digital. Es profesor en varios cursos de posgrado y másteres del sector, es miembro de la junta directiva de la Asociación Salud Digital, y, del mismo modo que el otro coautor, es un relevante divulgador científico.

Un médico internista y un ingeniero de telecomunicaciones son la simbiosis perfecta para escribir la obra que el lector tiene en sus manos.

Salud y tecnología, el futuro que ya está aquí.

Santiago de Torres
Director de la colección Health Tech
y presidente de Atrys Health

Introducción

Vivimos en una época en la que los avances tecnológicos inundan nuestras vidas como nunca: *big data, blockchain*, metaverso, inteligencia artificial y un largo etcétera. Copan páginas y páginas de medios clásicos y digitales, mientras las empresas se esfuerzan por hacer que lleguen a las manos de los consumidores y usuarios en el menor tiempo posible. Esta revolución tiene sus raíces en los años setenta del siglo pasado, cuando la innovación tecnológica deja de tener como foco el mundo empresarial y el de defensa, y pasa a centrarse en el consumidor.

La llegada de internet a los dispositivos móviles en nuestros bolsillos en la primera década del siglo vino acompañada de un nuevo concepto: la transformación digital, una fuerza disruptiva que ha tocado y modificado distintas industrias, cambiando procesos, modelos de relación de los actores implicados y el propio concepto de producto, servicio y negocio mediante la aplicación de tecnologías de la información y comunicaciones. La transformación digital ha cambiado las reglas del juego, revolucionando múltiples sectores, creando y derribando imperios empresariales y modificando profundamente nuestros hábitos.

El mundo de la salud no podía ser ajeno a este cambio. Considerada una de las mayores industrias del país, ya que representa aproximadamente el 7 % del PIB, la sanidad ha estado basada, hasta el momento, en un modelo de servicios presenciales y muy tradicional. Así, los asuntos propios de la informática sanitaria han ido adoptando el término de *salud digital* a lo largo de los últimos tres lustros, lo que será el tema clave de este libro.

Hoy, aunque con evidente retraso en comparación con otros sectores, el mundo de la salud está experimentando una decidida revolución gracias a la salud digital. Por eso nosotros, los autores, un médico internista y un ingeniero de telecomunicaciones, entusiastas de esta transformación, hemos aunado esfuerzos para tratar de explicar este fenómeno, en sus múltiples facetas. Consideramos que era necesaria una explicación dirigida al público general sobre la transformación que la salud digital busca y, decididamente, abogar también en su defensa. Estas páginas que tienes entre tus manos son el fruto de ello y esperamos que las disfrutes tanto como nosotros lo hemos hecho en su escritura, pero, sobre todo, que te sirvan para comprender el alcance de esta disrupción y puedas beneficiarte de todos los avances que ha propiciado la transformación digital en el sector salud y que te mostramos en este libro.

1
La salud digital: origen y beneficios

Desde el inicio de los tiempos el ser humano ha buscado estar sano. Tradicionalmente, se enfrentaba a las consecuencias de las heridas traumáticas y los síntomas de enfermedades prevalentes mayoritariamente desconocidas utilizando lo que tenía a mano y confiando en la experiencia, la observación y la comunicación de persona a persona para avanzar y lograr resultados acordes con las posibilidades de cada momento. De hecho, más de dos milenios después, sigue vigente desde el punto de vista ético la concepción hipocrática de «hacer el bien y paliar el daño» que ha sido el fundamento del mundo de la medicina.

Sin embargo, en los últimos años, los avances en el diagnóstico y tratamiento de enfermedades han conseguido aumentar la expectativa de vida, tanto en años como en calidad. Esto también ha llevado a la cronicidad de algunas enfermedades, lo cual conlleva beneficios para la sociedad, pero también plantea nuevos retos para garantizar la sostenibilidad en el tiempo de las prestaciones sanitarias y sociosanitarias actuales e, incluso mejorarlas, como es deseable.

1. Genómica y salud digital: hacia una medicina personalizada de precisión

El propósito de este libro no es llevar a cabo un análisis detallado de todos los hitos que han marcado los avances en medicina y su aplicación en el campo de la salud en tiempos recientes. Sin embargo, es relevante destacar dos de ellos que están provocando un cambio de época en el ámbito de la salud, específicamente en lo que se refiere a la salud digital. El primero es la aplicación práctica de las tecnologías de la información y las comunicaciones al campo de la salud y el segundo es la secuenciación del genoma humano[1], cuyo primer borrador se presentó en 2001. Y fue en 2022, veintiún años después, cuando un consorcio internacional publicó la primera secuencia completa, sin huecos, del genoma humano, que reveló nuevos genes y arrojó luz sobre las enfermedades hereditarias y la evolución humana. En aquel momento, esto representó un éxito rotundo y revolucionó la medicina. Sin embargo, debido a limitaciones tecnológicas, que ya se han superado, algunas regiones genómicas quedaron sin resolver, en concreto un 8 % del total.

Gráfico 1.1 Portadas de las revistas *Nature* y *Science*, publicadas los días 15 y 16 de febrero de 2001, que incluían el primer borrador del genoma humano

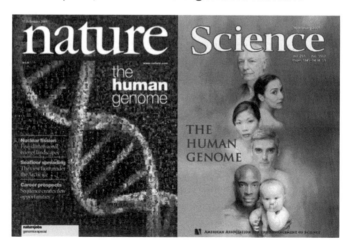

En los últimos veinte años, la genómica ha revolucionado la biología y la medicina. Ahora conocemos nuestro propio genoma, compuesto por 20 440 genes, así como los de muchas otras especies de animales y plantas. Podemos compararlos y analizar cómo los genes han ido apareciendo, desapareciendo y adaptándose en los diferentes linajes de seres vivos. Actualmente, se han secuenciado los genomas de más de treinta millones de personas, lo cual ha permitido un gran avance hacia la tan esperada medicina personalizada de precisión[2], así como en el análisis genético poblacional y la edición genómica.

2. Hoja de ruta para la innovación

Todos estos avances y descubrimientos han sido posibles gracias al desarrollo exponencial, y en paralelo, de nuevas tecnologías. Un referente importante es la *Hoja de Ruta para la Innovación*[3] del Colegio Americano de Cardiología, que recoge una declaración de políticas de salud sobre la transformación de la atención médica en la era de la salud digital, los macrodatos y la medicina personalizada de precisión.

Gráfico 1.2 Hoja de ruta de la innovación

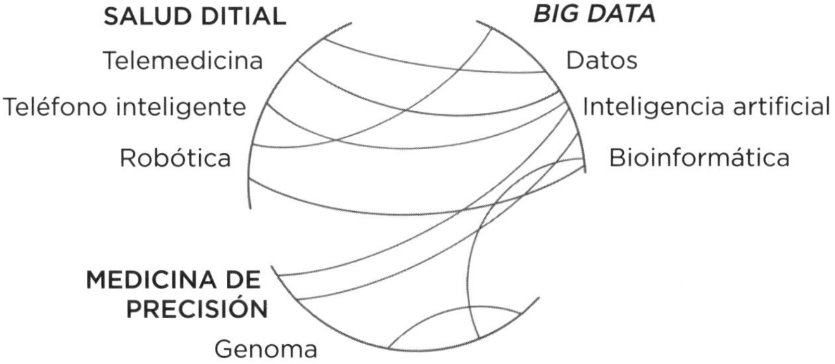

SALUD DITIAL
Telemedicina
Teléfono inteligente
Robótica

BIG DATA
Datos
Inteligencia artificial
Bioinformática

MEDICINA DE PRECISIÓN
Genoma

Esta transformación es el resultado de una visión compartida entre diversas partes interesadas, con el objetivo de establecer
el futuro de la prestación de la atención médica gracias a nuevos
modelos centrados en el paciente y basados en la evidencia clínica,
donde se prioriza el valor sobre el volumen.

Las innovaciones basadas en tecnologías recién desarrolladas
y que evolucionan rápidamente son fundamentales en esta transformación.

Entre esta se incluyen: la salud digital con tecnologías portátiles, de teléfonos inteligentes y basadas en sensores; el *big
data,* que comprende la agregación de grandes cantidades de datos de información de salud estructurada y no estructurada, así
como análisis sofisticados con inteligencia artificial, aprendizaje
automático (*machine learning*) y técnicas de procesamiento de
lenguaje natural; y los enfoques de salud de precisión, que permiten identificar el riesgo a nivel individual y los determinantes del
bienestar y la patogenicidad.

Aunque estas innovaciones prometen tanto cambiar la forma tradicional de prestación de atención médica por métodos
virtuales y en tiempo real, como empoderar a las organizaciones y empresas de atención médica para utilizar nuevas tecnologías y análisis de datos, aún falta hacer una evaluación real
para determinar si estas innovaciones realmente mejoran los
resultados de salud individual y colectiva, así como la calidad
de la atención sanitaria. Sin embargo, es importante reconocer
que ya se está avanzando en este sentido de manera firme, como
corresponde al tiempo de desarrollo del conocimiento y la tecnología que nos encontramos.

3. El cuerpo humano, plataforma de datos

Existen importantes desafíos de integración en todo el espectro
de la atención médica para el uso efectivo de nuevos dispositivos,
datos y enfoques de salud de precisión dentro de los sistemas de
tecnología de información (TIC) de salud existentes. Además, la

adopción temprana de nuevas innovaciones que no están basadas en evidencia científico-técnica o clínica, o que aún no han demostrado una integración efectiva en la atención del paciente, puede tener consecuencias no deseadas como violaciones de la privacidad o el aumento involuntario en los costes de la atención.

El cuerpo humano es la mayor y mejor plataforma de datos[4] en lo que a la salud se refiere. El desafío radica en la calidad y el valor que se pueda extraer de ellos.

———

En una *economía de los datos* el cuerpo humano es uno de los reservorios de información más interesantes. El reto consiste en identificar aquellos que aportan valor y en establecer los mecanismos de uso ético, legal y ciberseguro.

Los datos se encuentran en diferentes plataformas que nos permiten explorar cómo las ciencias de la vida —aquellas que estudian los seres vivos— se están reinventando como resultado de los avances científicos y el cambio tecnológico, lo cual aumenta las expectativas de los ciudadanos o pacientes (nos referiremos a ellos como pacientes a partir de ahora).

Con una visión 4.0, también podemos examinar las implicaciones para las organizaciones y empresas relacionadas con las ciencias biológicas, así como las ofertas de mercado, los modelos de negocio y las nuevas capacidades necesarias a medida que las disciplinas de atención de la salud y tecnología se fusionarán, y se convierten en lo que se conoce como tecnología de la salud.

En este contexto, cada organización y empresa que desarrolla e implanta productos y servicios en el campo de la salud ya es una empresa de datos, inmersa en una economía de datos y, por lo tanto, una empresa de tecnología. Sin embargo, también es cierto que cualquier organización o empresa de tecnología que tenga acceso a información relacionada con la salud —generada por el consumidor o el paciente y otros datos de salud— se convierte en una organización o empresa de atención médica.

Al mismo tiempo, la capacidad de los teléfonos móviles para intercambiar información de manera instantánea (siguiendo el P2P, comunicación entre pares), así como el desarrollo de nuevas herramientas, está transformando a los consumidores en superconsumidores. Como superconsumidores esperan experiencias atractivas en otras áreas de sus vidas y ahora exigen lo mismo en sus interacciones dentro del ecosistema de la salud. Estas demandas incluyen las contribuciones de organizaciones y empresas de ciencias de la vida, que ofrecen experiencias con productos y servicios personalizados a medida de las personas, teniendo en cuenta sus genomas, microbiomas y metabolomas. Las personas, los consumidores, los pacientes, ahora más que nunca, están en el centro de este cambio de paradigma en el ecosistema de la salud, en lugar de las organizaciones.

El auge de los superconsumidores y las nuevas tecnologías, como la inteligencia artificial e internet, están interrumpiendo los modelos tradicionales de relaciones y desplazando el poder de las organizaciones y empresas de ciencias de la vida. Para recuperar una posición de poder, estas deben invertir en estrategia y diferenciarse en las capacidades que generen valor de futuro y que puedan ser compartidas ampliamente por todas las partes interesadas.

Este valor de futuro se impulsa mediante innovaciones que no solo mejoran los resultados de la salud, sino que también se personalizan según las necesidades de salud de los individuos. Además, para lograr mejoras significativas en los resultados, las organizaciones y las empresas deben aprovechar el poder de los datos provenientes de diversas fuentes que se encuentran fuera del ecosistema de salud tradicional.

Enmarcar la innovación en términos de resultados y personalización significa que los productos y servicios ya no son el motor central del valor. El éxito requiere la adopción de modelos de organización flexibles que permitan el surgimiento y avance de organizaciones y empresas de ciencias de la vida para desarrollar mejoras basadas en datos que permitan obtener los resultados de salud deseados.

Para crear valor de futuro, las organizaciones y empresas de ciencias de la vida también deben desarrollar sistemas que alineen los objetivos y compartan el valor entre las partes interesadas, similar a lo que ocurre en las industrias farmacéuticas, biotecnológicas y de tecnología médica. Además, deben invertir en adquirir experiencia en atención al cliente o al paciente, compromiso, personalización y otras habilidades, comúnmente asociadas con otros sectores que ya llevan tiempo trabajando en el mundo virtual y, en concreto, en redes sociales.

Lograr una transformación significativa requiere un gobierno organizacional que guíe el desarrollo de programas clínicos y la próxima fase de metodologías de investigación y que alinee los objetivos de una red cooperativa de socios, aliados y partes interesadas.

Gráfico 1.3 Áreas de desarrollo de la salud digital

Robótica y automatización
▸ Cirugía robótica
▸ Cuidadores robóticos
▸ Exoesqueletos

Blockchain
▸ Historia clínica
▸ Cadena de suministro íntegra
▸ Ensayos clínicos

Entrega automatizada
▸ Drones
▸ Coches automáticos

Impresión 3D
▸ Bioimpresión
▸ Instrumentos quirúrgicos
▸ Dispositivos, p.ej., marcapasos

Realidad aumentada
▸ Dispositivos de visión inteligente
▸ Sala de operaciones inteligente

Inteligencia artificial
▸ Descubrimiento de medicamentos
▸ Diagnóstico
▸ Monitorización del paciente

Tecnologías genéticas
▸ Secuencia genética
▸ Edición de genes

Miniaturización de dispositivos
▸ Tatuajes y vendajes inteligentes
▸ Píldoras digitales
▸ *Wearables* de grado médico

Internet de las cosas
▸ Dispositivos inteligentes
▸ Diagnósticos en remoto
▸ Ropa inteligente

Computación y almacenamiento más barato
▸ Nube de datos privados
▸ *Big data analytics*

Tecnología en salud

4. La salud digital como transformación digital de la salud

Teniendo en cuenta todo lo anterior, podemos establecer una definición de partida sobre qué entendemos por salud digital: es una disciplina donde convergen las revoluciones digital y genómica en el campo de la salud y de la asistencia sanitaria, mediante la aplicación de tecnologías digitales como la inteligencia artificial, internet y otras innovaciones, con el objetivo de mejorar la atención médica, el acceso a la información, la gestión de datos y la toma de decisiones clínicas.

—

Salud digital es una disciplina donde convergen las revoluciones digital y genómica en el campo de la salud y de la asistencia sanitaria con el objetivo de mejorar la atención médica, el acceso a la información, la gestión de datos y la toma de decisiones clínicas.

La salud digital está estrechamente relacionada con la transformación digital de la salud, de manera similar a lo que está sucediendo en otras áreas de nuestra vida. Para entender esta transformación vamos a trasladarla a un modelo clásico de estudio como el propuesto por el español Genis Roca[5] en su obra *La transformación digital de los negocios*, donde organiza este proceso en cuatro niveles:

- **La transformación digital de los procesos.** Este nivel se enfoca en la informática sanitaria tradicional, incluyendo la implantación de la historia clínica electrónica (HCE) y su interoperabilidad, así como otros sistemas de información utilizados en hospitales y atención primaria: peticiones clínicas; laboratorio clínico; patologías digitales y telepatología;

imagen médica digital (PACS, RIS); radiología y telerradiología; farmacoterapia; sistemas de información de salud pública, laboral y educativa, entre otros.

- **La transformación digital de la experiencia de usuario.** Este nivel se centra en la experiencia del paciente, rompiendo las barreras del centro sanitario para llegar al domicilio y al paciente en movimiento. Esto incluye aplicaciones clásicas como la cita previa y la receta electrónica, así como otras menos implementadas como la posibilidad de que el paciente consulte las HCE y la comunicación entre pacientes y prestadores sanitarios a través de la videoconsulta. También abarca mensajes, envío de resultados de pruebas, chats, foros, contenidos educativos, redes sociales, juegos, captura a distancia de biomedidas y gestión remota de enfermedades crónicas, cuestionarios (y sus derivados en mecanismos de medición de experiencia reportada por el paciente [*Patient Reported Experience*, PREM] y de los resultados reportados por el paciente [*Patient-Reported Outcome Measure*, PROM] y la salud digital basada en valor), retos, consejo sanitario, seguimiento de la adherencia, envío de recetas, recordatorios, directorio de profesionales, telerrehabilitación, analizador de síntomas, llamadas de evaluación, entre otros temas que se tratarán ampliamente a lo largo del libro.

- **La creación de servicios de salud nativos digitales.** En este nivel, prestadores, servicios de salud, aseguradoras, farmacéuticas, biotecnológicas y empresas de tecnología sanitaria rompen la barrera de lo presencial y diseñan productos y servicios de salud que son puramente digitales o que incorporan lo presencial como secundario. Ejemplo típico de esto es lo que hizo Mapfre con Savia, Telefónica con Movistar Salud o Sanitas con BluaU, pero también hay otros ejemplos en el sector.

- **La transformación digital de los negocios digitales.** El cuarto nivel de la transformación digital es el de los negocios 100 % digitales El paradigma que siempre se menciona es Airbnb, una empresa que sin poseer un solo inmueble se convirtió en el principal proveedor de alojamientos en el mundo. En el ámbito de la salud también han surgido aseguradoras que son nativas digitales, así como *startups* que han intentado crear un mercado bilateral entre médico y paciente 100 % digital, aunque son escasas y hasta ahora han tenido poco éxito.

5. Beneficios de la salud digital

La transformación digital de la sanidad trae consigo tres promesas que beneficiarán notablemente a la sociedad:

- **Sostenibilidad de los sistemas sanitarios.** A lo largo de este libro vamos a mencionar en varias ocasiones el hecho incontrovertible de que todos los sistemas sanitarios en el mundo, y la sanidad española en concreto, se enfrentan a un problema de sostenibilidad económico-financiera. Esto se debe principalmente a la forma de distribución etaria de la pirámide de población española, que tiene forma de rombo. La generación más numerosa, la de los *baby boomers*, nacidos entre 1946 y 1964, está entrando de lleno en la tercera edad y demanda un mayor número de servicios sanitarios y sociales. Y las generaciones posteriores, que son menos numerosas, deben afrontar con sus impuestos y recursos estos gastos públicos. Eso genera tensiones en un sistema sanitario y social, mayoritariamente público y financiado mediante impuestos. La transformación digital del sistema sanitario permitirá conseguir mayores eficiencias en el uso de los recursos, de esta forma será capaz de prestar más y mejores servicios sanitarios con los mismos costes para el erario.
- **Mejorar la experiencia del paciente.** Son múltiples los puntos de dolor que experimentan los pacientes en su relación con el sistema sanitario. Por un lado, muchos de ellos tienen que ver con la incomodidad producida por los desplazamientos, los tiempos de espera, los trámites administrativos, las ventanillas y la falta de información en el proceso sanitario. Por otro

lado, en el tiempo entre consultas, los pacientes suelen tener dudas por la desinformación y no pueden comunicarse con el sistema sanitario para resolverlas. La salud digital permitirá una mayor humanización del sistema y se logrará cercanía entre el paciente y el sistema sanitario y entre los profesionales sanitarios y el paciente.

* **Mejorar los resultados en salud.** Existe ya una amplia literatura científica que demuestra como la aplicación de procesos de atención remota, aplicando tecnologías, mejora la salud de los pacientes. Esto contribuye a un mejor control de las enfermedades: empodera al paciente, facilita la rehabilitación, acelera el diagnóstico, sigue el tratamiento y evita episodios de descompensación y hospitalizaciones, especialmente entre los pacientes crónicos.

6. Principales áreas de la salud digital

Existen múltiples aplicaciones y soluciones digitales que ya se pueden implementar en el campo de la salud, y que podemos resumir en:

* El desarrollo de la telemedicina[6] y las aplicaciones móviles en salud que mejoran la comunicación entre el paciente y el profesional sanitario.
* El uso de dispositivos portátiles (*wearables*) para el control y seguimiento de pacientes con patologías específicas.
* La implementación de la historia clínica digital (HCD) facilita que puedan acceder a los datos del paciente los diferentes profesionales sanitarios.
* La integración de la analítica de datos y del *big data* en el campo de la investigación biomédica y en la mejora de procesos asistenciales.
* La utilización de la inteligencia artificial (IA) en el campo de la investigación biomédica, con fines diagnósticos y como apoyo al profesional sanitario.

- El uso de la realidad virtual y la realidad aumentada con fines formativos para los profesionales sanitarios y como herramienta de ayuda en especialidades quirúrgicas.

7. Factores acelerantes del cambio en la atención sanitaria

Todo este fenómeno que hemos definido no ocurre de forma endógena, ni se mueve solo por tendencias propias, sino que se ve afectado e impulsado por un conjunto de factores que fomentan su desarrollo desde fuera:

- **Fuerzas socioeconómicas.** Las enfermedades crónicas costarán al mundo 47 000 millones de dólares en el año 2030, según el Foro Económico Mundial (WEF)[7], lo que representa una carga económica equivalente a aproximadamente el 4 % del PIB mundial anual. Las enfermedades crónicas matarán al menos a 52 millones de personas cada año a partir del año 2030 y las enfermedades no transmisibles ya suponen un problema económico mundial. No estamos solo ante un problema de salud, sino ante un problema económico-financiero de primera magnitud ya que afecta a todos los sectores de la sociedad. Esto exige de todos, sin excepción, una mayor concienciación sobre las comorbilidades y las desigualdades sanitarias.
- **Eficiencia del capital requerido.** Se estima que los sistemas sanitarios desperdician entre el 20 % y el 40 % de sus recursos humanos, materiales y procesos, según la Organización Mundial de la Salud (OMS)[8]. La eficiencia es fundamental para la sostenibilidad económico-financiera de los sistemas sanitarios, como se ha destacado en sucesivos informes. El progreso hacia una cobertura universal de salud requerirá no solo más dinero para la salud, sino también que el dinero invertido genere más valor.

Hay diferentes fuentes de ineficiencia en los sistemas de salud, algunas de las cuales son:

○ Enorme ineficiencia en el uso de medicamentos, con infrautilización de medicamentos genéricos a favor de medicamentos de mayor margen, innovadores en ocasiones, pero también inapropiados en otras, y productos deficientes y falsificados, especialmente en países con regulaciones de calidad inferiores a las de Estados Unidos y Europa.

○ Combinación inadecuada y costosa de trabajadores sanitarios, infraestructuras y cartera de prestaciones que no satisface las necesidades de la población, lo que también se convierte en una fuente de ineficiencia para los sistemas sanitarios.

○ Falta de coordinación e incluso de relación con los recursos sociales, como la escasez de centros alternativos de atención sanitaria a largo plazo, lo que resulta en largas estancias hospitalarias, costes elevados y limitación del acceso a otros pacientes que necesitan ser hospitalizados.

○ Transparencia limitada o inexistente en cuanto a rendición de cuentas y esquemas de compensación adecuados, lo que conlleva un alto riesgo de despilfarro, corrupción y otras fugas en los sistemas de salud. Es entendible que esto derive en una mayor presión para hacer eficaces los costes, reducir el despilfarro y modernizar las infraestructuras.

• **Dispositivos conectados en rápido crecimiento.** Se calcula que al finalizar 2019 había 8000 millones de dispositivos conectados a internet y que en 2027[9] habrá 41 000 millones, cuyo mercado englobará una facturación anual de 2400 millones de dólares. El crecimiento de este mercado está impulsado por dos tendencias: por un lado, una vinculada directamente al consumo, que viene dada por el aumento de la popularidad de dispositivos como los altavoces inteligentes, termostatos inteligentes y otros *gadgets* para el hogar; y, por otro lado, nos encontramos con la expansión del uso de las nuevas tecnologías en todos los sectores (el de la salud es uno de los principales), ya que permiten a las organizaciones sanitarias y empresas optimizar la trazabilidad de productos y servicios.

La influencia de las herramientas inteligentes en las organizaciones se ha vuelto decisiva gracias a la facilidad que ofrecen para recabar datos y entender la información en su contexto. Utilizando diferentes dispositivos conectados a internet, las organizaciones pueden, por ejemplo, encontrar datos relevantes sobre el comportamiento de sus pacientes y anticipar sus necesidades e intereses, conocer qué productos o servicios consumen y sus características, lo que les permite predecir, prevenir y planificar. Pueden hacer el seguimiento de productos y servicios en tiempo real que tenga el centro o residencia, para monitorizar el *stock* de cada producto o conocer con antelación el estado de los dispositivos y plataformas para realizar mantenimientos preventivos, todo esto gracias a la aplicación aplicación del internet de las cosas (IoT, *Internet of Things*).

En este contexto, la aplicación de herramientas de inteligencia de negocios (BI, *Business Intelligence*) junto con la inteligencia artificial y el aprendizaje automático son de vital importancia para proporcionar a los usuarios de IoT las herramientas que necesitan para analizar enormes cantidades de datos que estos dispositivos generan. Comprender esta cantidad de datos va más allá de ver unas pocas cifras y procesar con corrección la información es especialmente importante para quienes toman las decisiones. Las herramientas de BI procesan la información y ofrecen formas para visualizarla de una manera sencilla, generando gráficos, mapas y otros elementos visuales.

El crecimiento continuo de la industria de IoT es una fuerza transformadora en todas las organizaciones, y se espera que su implementación sea prioridad en la inversión de las organizaciones y empresas sanitarias, con miras a la trasformación de sus procesos en los próximos años, tanto es así, que se pronostica que la facturación vinculada al empleo de redes 5G en IoT crecerá un 1400 % en los próximos cinco años, hasta alcanzar los 8000 millones de dólares en 2025. En definitiva, esperamos una rápida aceleración o conversión tanto a modelos como a plataformas de atención virtual, analítica avanzada y uso del IoT y de sensores.

- **Centricidad del paciente.** El 47 % de los consumidores creen que, en 10 años, los *smartphones* se convertirán en la interfaz principal de la atención sanitaria[10]. La aceptación de los dispositivos inteligentes por parte del paciente para recibir atención médica está transformando la prestación sanitaria a nivel global, pues se están convirtiendo el conocimiento y las experiencias globales en soluciones locales e, incluso, personalizadas que el paciente recibe a través de los dispositivos. Lo que implica una adopción inmediata de nuevas tecnologías por parte de los pacientes para recibir atención, comunicarse con los profesionales sanitarios y cogestionar y monitorizar su propia salud.

Gráfico 1.4 Factores que impulsan la salud digital

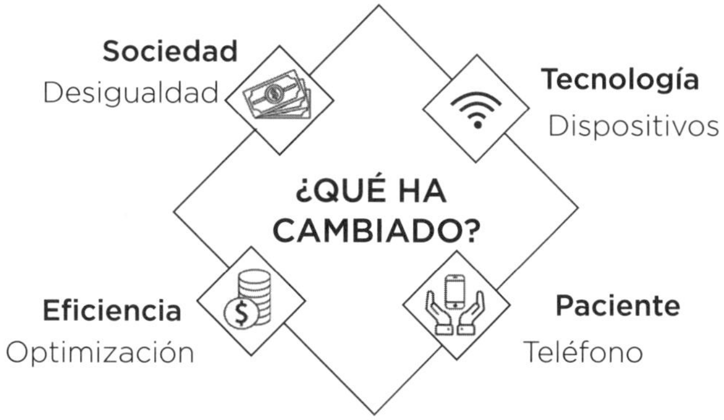

Los cuatro factores citados son determinantes como también lo es el déficit de trabajadores sanitarios. Según las proyecciones de la OMS[11], se estima que para 2030 habrá un déficit de 18 millones de trabajadores sanitarios, la mayoría de ellos en países con ingresos bajos y medianos. No obstante, los países de todos los niveles de desarrollo socioeconómico afrontan, en distinto grado, problemas relativos a la formación, el empleo, el despliegue, la retención y el desempeño de su personal sanitario.

La sostenibilidad de los sistemas sanitarios y el abordaje eficiente de los nuevos retos en la salud pasa por el desarrollo e implantación de la salud digital.

El 70 % de los trabajadores sanitarios y sociales son mujeres, por lo que la inversión en este personal sanitario ofrece una oportunidad de generar trabajo digno, en particular para las mujeres y los jóvenes.

Pero este déficit es tan importante, que los múltiples planes de acción que se están poniendo en marcha en el mundo para intentar paliarlo serán insuficientes y no se llegará a tiempo de evitar el colapso de los sistemas sanitarios provocado por el incremento en la necesidad de servicios sanitarios, por lo que la solución vendrá dada por la combinación de seguir adelante con los mismos, pero al mismo tiempo optimizar los procesos y los recursos de los sistemas sanitarios contando para ello con alianzas estratégicas con las nuevas tecnologías, dicho de otra forma, de la salud digital.

2
Las tendencias que transformarán la sanidad

Una vez que hemos analizado el concepto y los beneficios de la salud digital, se expondrá cómo este concepto está aterrizando en España, espacio geográfico y político con unas características muy concretas en lo que se refiere a la articulación de nuestro sistema sanitario. Además, se relacionará el concepto de salud digital con otras tres grandes tendencias que transformarán la sanidad: la atención sanitaria basada en valor, las terapias digitales y el mundo de los incentivos en salud.

1. Transformación digital en salud en España

Desde hace unos años se ha detectado que la digitalización de la salud y la sanidad se encuentra en un nivel de maduración bastante bajo en comparación a otros sectores; lo que es una pérdida de oportunidades (económicas, de experiencia del paciente y de mejores resultados de salud) tanto para el Sistema Nacional de Salud (SNS) como para los pacientes y profesionales sanitarios, pero también para quienes elaboran productos y servicios en este campo.

Desafortunadamente la crisis sanitaria global de la COVID-19 evidenció todas nuestras ineficiencias y nos obligó a implementar soluciones coyunturales además de promover cambios estructurales en línea con lo recogido en el *Informe sobre transformación digital en salud en España: compromisos vs. realidades*[1] publicado por la Asociación Salud Digital en noviembre de 2018, previo a la pandemia. Gracias a la experiencia y aprendizajes adquiridos por todos los agentes de salud involucrados, pudimos aprovechar el momento para avanzar en la transformación digital del sector.

El sector de la salud digital experimentó una intensa actividad en este período, lo que le llevó a la elaboración de un nuevo informe de actualización en 2021[2]. En este informe se constata que el sector de la salud no puede permanecer ajeno a la transformación digital que necesita España, ya que es una de las palancas fundamentales para impulsar la actividad económica, reducir las desigualdades y aumentar la productividad. Todo ello en línea con la Agenda España Digital 2025[3], la cual destaca la importancia de aprovechar todas las oportunidades que brindan las nuevas tecnologías.

Aunque te invitamos a leer el informe completo, recogemos aquí algunas de las principales conclusiones:

- **Servicios principales del SNS.** En el primer informe se analizó la situación de servicios como la cita por internet, la receta electrónica y la historia clínica digital. En el segundo informe se actualizó la información sobre ellos, ya que durante la elaboración del primer informe la implantación del proyecto de receta electrónica interoperable estaba pendiente de pruebas en la Comunidad de Madrid, Ceuta y Melilla. Sin embargo, para el segundo informe, se habían completado en toda España.

Desde que se completó el proceso de mejora de la interoperabilidad, se han triplicado los datos de dispensación de recetas, envases dispensados y ciudadanos atendidos.

- **Servicios especiales del SNS.** En el segundo informe también se destacan algunos servicios especiales que se han implementado en el marco de la transformación digital en salud en España, como, por ejemplo, equipos y redes de comunicación avanzados, anulación y bloqueo cautelar de dispensaciones, así como medidas para garantizar la confidencialidad en la dispensación de medicamentos. Sin embargo, es importante señalar que el funcionamiento de estos servicios no es homogéneo en todo el territorio español, existiendo diferencias significativas entre regiones y comunidades autónomas.

- **Historia clínica digital.** En el primer informe se señaló que la comunidad autónoma de Cataluña estaba pendiente de incorporar los servicios tanto como emisor como receptor. Sin embargo, a principios de enero de 2019 finalizó el proceso de implantación en Cataluña y ahora todos los servicios de historia clínica digital están disponibles en toda España. Esto ha permitido mejorar la accesibilidad y la interoperabilidad de los datos clínicos, lo que se traduce en una mejor atención al paciente y una mayor eficiencia en la gestión de la salud. En el segundo informe se analiza entonces el nivel de prestación del servicio de la historia clínica digital y se observa que, en comparación con los datos de hace dos años, el porcentaje de población cubierta por este servicio ha bajado del 95.64 % al 93.45 %, algo para lo que en principio no hay explicación alguna.

- **Cita por internet y telemedicina.** La cita por internet es uno de los servicios más destacados que se ha implantado y extendido por todo el país según se recogía ya en el primer informe, por lo que en la actualización lo que se analiza es el grado de uso de este servicio por parte de los ciudadanos. Además, el informe original también abordaba algunas iniciativas relevantes puestas en marcha en materia de telemedicina, por lo que en el segundo se incluyen una serie de interesantes recomendaciones y reflexiones en torno a este tema.

- **Situación actual del SNS.** En el informe se analiza el aspecto presupuestario y su impacto en la atención médica en tiempos de crisis sanitaria como la que hemos vivido. Asimismo, se exponen las iniciativas más relevantes puestas en marcha en los últimos años en el ámbito de la innovación y se recogen las Buenas Prácticas en el Sistema Nacional de Salud para su posterior estudio y análisis. Todo ello, en conjunto, nos permite tener una visión completa y actualizada del estado de la transformación digital en el sector salud en España.

Esa primera aproximación refleja un contexto macroeconómico del pasado decenio caracterizado por la recesión económica mundial durante la que no cesó de crecer el desempleo y los ingresos de los hogares se redujeron. Sin embargo, el presupuesto global sanitario en España ha crecido constantemente en los últimos años (más de 57 000 millones en 2017, más de 59 000 millones en 2018, más de 61 000 millones en 2019, y más de 81 600 millones en 2021, lo que representa el 6.6 % del PIB nacional, si se añaden 33 800 millones invertidos en el sector de la sanidad privada, el gasto total fue de 115 400 millones de euros.

La atención primaria sigue siendo la columna vertebral de nuestro sistema sanitario y, sin embargo, el gasto público en esta área (incluido el gasto farmacéutico) ha disminuido desde el 2002 en el que supuso el 38 %, al 31 % en 2014. Incluso en 2022 la media del peso económico que supuso la inversión en la atención primaria respecto del total destinado a Sanidad (de las CC. AA. sobre las que existe información pública), fue del 14.7 %, muy lejos del 25 % que recomienda la OMS.

Si revisamos las cifras del presupuesto destinado a la implantación de tecnologías de información y conocimiento (TIC), observamos que este se ha reducido de 728 a 707 millones, en España, y de 735 a 715 millones, en la inversión global.

La conclusión es clara: si, como se apuntaba en el informe de 2018, España necesita afrontar una serie de retos en material de salud digital que tienen que ver con la inteligencia artificial, el *big data*, la historia clínica adaptativa, el *open data*, la patología digital, la telemedicina, etc., será difícil avanzar en ninguna de esas áreas con un sistema sanitario que reduce su gasto.

«Invertir en salud e invertir en I + D es invertir en futuro y, además, es rentable».

ANA POLANCO

2. La atención sanitaria basada en valor

En los últimos años, ante los nuevos retos de los sistemas sanitarios, surgió la necesidad de realizar cambios estratégicos, organizativos, clínicos y de gestión; para abordar esto apareció un nuevo enfoque denominado Atención Sanitaria Basada en Valor o *Value Based Health Care* (VBHC) que explora nuevos modelos de gestión, desarrolla herramientas e implementa iniciativas para la transformación del sistema de salud y bienestar.

Ha pasado ya un largo tiempo desde que Michael Porter[4] y Elizabeth Teisberg publicaron el libro *Redefining Health Care: Creating Value-Based Competition on Results* en el que plantearon una reorientación de la atención sanitaria, en la que el eje central es la creación de valor para el paciente.

Aunque al inicio esta formulación fue objeto de críticas, con el paso del tiempo, el desarrollo de un arsenal teórico-práctico y, sobre todo, los resultados tangibles de la implementación práctica de VBHC en organizaciones líderes a nivel global —es decir, la evidencia científica— han demostrado su utilidad. La teoría del VBHC se enfoca en la atención sanitaria centrada en las necesidades del paciente y en la creación de valor.

Es decir, aboga por un cambio de modelo en el que la prestación de servicios sanitarios no se centre en la cantidad de servicios prestados, sino en el valor de estos, entendiendo como valor los resultados en salud relevantes para las personas unidos a la información de experiencia del paciente y su vivencia de la enfermedad y el tratamiento. Ahora más que nunca, el término *valor* y su concepción están muy presentes en la gestión y en las políticas sanitarias internacionales, y se presenta como una vía ineludible para redefinir los sistemas de salud y abordar los retos que existen.

Los diferentes responsables de las políticas de salud de todo el mundo están interesados en identificar el valor creado por los sistemas de salud, interés que probablemente se haya intensificado tras la pandemia y la derivada recesión mundial. El problema es que aún existe mucha confusión sobre a qué se refiere ese *valor*, amén de que ningún enfoque ha considerado el valor de manera holística (la perspectiva de todo lo que supone un sistema de salud).

En el resumen de políticas de la OMS *From value for money to value-based health services: a twenty-first century shif*[5] se analiza cómo valorar la salud de manera más holística al trabajar a través de tres palancas que actúan sobre los sistemas sanitarios: establecer un paquete de beneficios de salud, hacer compras estratégicas y servicios de salud integrados centrados en las personas y promover los objetivos de la cobertura sanitaria universal (UHC, por sus siglas en inglés). Este enfoque de la OMS, centrado en las tres palancas, es conocido como 3D (datos, diálogo y decisión).

Existen numerosos foros en los que se aborda la transformación sanitaria, en concreto, es aconsejable prestar atención a las conclusiones presentadas en *La transformación hacia una sanidad basada en valor*[6] antes de tomar decisiones y adoptar medidas al respecto. Algunas de las conclusiones más destacables son:

- **Dificultad para aislar resultados.** Cuando hablamos de la salud de los pacientes y de las poblaciones que viene dada por la actividad realizada desde el ámbito sanitario, resulta muy complicado extraer resultados sin que influya la importancia de los determinantes de la salud que condicionan la salud de las personas y poblaciones.
- **Transformar la medicina basada en valor.** Cambiar las formas de trabajar con el paciente y la población implican un cambio en el tipo de medicina que practicamos.

- **Replantear los grupos de trabajo.** La reorganización funcional y la creación de equipos transversales que trabajen sobre grupos de pacientes son claves en la reorientación hacia modelos de valor.
- **Registrar las estadísticas.** Las organizaciones tienen la responsabilidad de medir los resultados que alcanzan en términos de salud para el paciente y población, para esto deben implementar métricas que se puedan analizar desde la perspectiva de las personas.
- **Analizar los datos extraídos.** Deben desarrollarse cuadros de mando y sistemas de monitorización que permitan la evaluación de los resultados alcanzados y los costes reales incurridos.
- **Crear encuestas de satisfacción.** Es importante diseñar e implementar encuestas o mecanismos capaces de introducir la voz de los pacientes, su percepción sobre la medición de resultados en salud y su participación en la transición hacia la VBHC.
- **Definir un modelo propio.** Cada organización debe adoptar el modelo de valor que mejor se ajuste a las necesidades de su población, y al contexto en el que opera.
- **Promover una cultura de cooperación.** Dar a conocer una atención basada en el valor dentro de la organización y de los equipos profesionales para avanzar en la estrategia de valor.
- **Cambiar la sostenibilidad de los sistemas de salud.** A pesar de los beneficios que se esperan de las innovaciones aplicadas a la salud que se están implementando, hay que considerar que representan una amenaza para la sostenibilidad de los sistemas sanitarios actuales, incluso aunque no existe ninguna evaluación sobre el valor que aportan. Es necesario estudiar los resultados en salud de dichas innovaciones, desarrollar sistemas de pagos ligados a sus resultados e instalar sistemas de información transparentes que sustenten la recogida de información y toma de decisiones.
- **Incentivar económicamente al personal sanitario.** Se recomienda introducir sistemas de retribución e incentivos que fomenten el trabajo conjunto de los profesionales a favor de la creación de valor.

- **Mostrar los datos extraídos.** Es importante trasladar de manera transparente los resultados en salud de los proveedores, teniendo en cuenta que deben poder acceder a ellos no solo los profesionales, sino también los pacientes.
- **Dar poder de decisión.** Si se consigue orientar los modelos hacia el valor, los propios pacientes podrán elegir a los profesionales basándose en los resultados de salud que hayan logrado. Estos datos también ayudarán a los proveedores del servicio de salud (públicos y privados) a tomar decisiones en base a la medición que hagan de los resultados obtenidos. Los pagadores (Aseguradoras, grupos hospitalarios, responsables del SNS), por su parte, podrán establecer modelos de pago por valor y tomar decisiones de inversión para incorporar tecnologías y nuevas formas de organización que aporten valor a los pacientes, a los profesionales y a la sociedad.

Hemos insistido en la necesidad de traducir en valor, es decir en métricas, todo cuanto hacemos en aras de conseguir mejores resultados tanto en salud individual como en salud colectiva. Y para tener información que nos permita identificar el valor y el posterior rediseño de procesos y soluciones, qué mejor que introducir la voz de los pacientes y su percepción en el cálculo de estos resultados en salud, al mismo tiempo que buscamos su participación en la transición hacia la VBHC.

Esto es lo que conocemos actualmente como los PREM y los PROM, que son los acrónimos ingleses de estos mecanismos de medida: Experiencia Reportada por el Paciente (*Patient Reported Experience*) y Resultados Reportados por el Paciente (*Patient-Reported Outcome Measure*). Es importante ser conscientes de que no son meras encuestas de calidad y permiten, respectivamente, una medición válida y fiable de los resultados informados por los pacientes y una mejora en la asistencia desde su propia experiencia, lo que los convierte en herramientas y estrategias objetivables.

«Cuando hablamos de experiencia del paciente lo que queremos es traducir su reacción a un contexto de trabajo multidisciplinar, desde el diagnóstico hasta el tratamiento».

JESÚS GARCÍA-FONCILLAS

3. Salud digital basada en valor

En un contexto en el que la transformación digital incide en todos los sectores de actividad, incluido el ámbito de la salud, y en el que dentro del sector sanitario asistimos a la difusión del paradigma del *Value-based Healthcare* (atención sanitaria basada en valor), resulta inevitable una confluencia de ambas tendencias.

De esa convergencia emerge el concepto de salud digital basada en valor (SDBV). Conceptualizar la SDBV y delimitar su alcance, contenido e implicaciones cobra relevancia para dar fuerza a este concepto naciente de cara a la aceleración de la transformación de los sistemas sanitarios con el propósito de mejorar su calidad, resiliencia, sostenibilidad y capacidad innovadora.

La SDBV se entiende como la utilización de las herramientas, soluciones, estrategias y ecosistemas digitales para contribuir a la generación de valor en el ámbito de la salud. La SDBV requiere, por tanto, evaluar los resultados sanitarios y económicos del conjunto de iniciativas digitales desplegadas en el sector. Asimismo, supone reconocer que el avance hacia una atención sanitaria basada en valor requiere un cambio digital masivo que permita alcanzar los beneficios de ese paradigma.

Para consolidar esta transición digital impulsada por el acelerado cambio tecnológico es necesario considerar la opinión de las personas y el nivel de sus competencias digitales, ya que profesionales sanitarios y ciudadanos, conjuntamente, tienen la última palabra sobre este avance. Un avance que, a su vez, viene modelado y modulado por unas reglas de juego, unos esquemas de incentivos y unas estructuras organizativas que no siempre son las más adecuadas para acelerar la innovación.

___

La salud digital basada en valor es el uso de las herramientas y medios digitales para que generen valor en la salud.

En el informe *Haciendo realidad la salud digital basada en valor*[7] realizado por Deusto Business School con la Asociación Salud Digital (ASD) se puede observar que:

- Existen múltiples definiciones de valor y de salud digital, pero aún estamos muy lejos de alcanzar una uniformidad conceptual.
- El constructo de salud digital basada en valor no ha sido conceptualizado ni operacionalizado en profundidad hasta la fecha; por lo que el trabajo citado es pionero en ese propósito.
- Existen pluralidad de marcos de medición de valor en salud digital, procedentes de las diversas teorías sobre evaluación de tecnologías sanitarias.
- El movimiento de *Value-based Healthcare* (VBHC) se está afianzando de forma notoria en sistemas de salud líderes a nivel mundial con iniciativas relevantes, en particular, en el plano de la estandarización internacional de medición de resultados de salud (como lo que realiza ICHOM *standard sets*) y en la generación de hojas de ruta para guiar este avance en las organizaciones sanitarias.
- Calibrar la contribución en términos de valor de las terapias digitales, así como su financiación y reembolso, es un tema aún sin explorar con un potencial disruptivo en el sector.
- Hacer realidad la SDBV requiere herramientas para ayudar a las organizaciones a avanzar, esta investigación aporta dos instrumentos validados para progresar en ese propósito. El primero es un cuestionario para medir la madurez organizativa

de las organizaciones sanitarias en términos de SDBV[8] y, el segundo, una lista de verificación de los elementos determinantes para contribuir a garantizar el éxito en la implantación de la SDBV.

En definitiva, la SDBV es un concepto todavía en desarrollo, pero con un innegable potencial transformador. Por ello, este libro se hace eco de este informe que ofrece una serie de elementos para avanzar en su consolidación, incluyendo la propia hoja de ruta que la ASD se ha fijado para continuar progresando en esta área de conocimiento y en la generación de cambios tangibles que beneficien a todos los grupos de interés de nuestro Sistema Nacional de Salud.

4. Terapias digitales

Imaginemos el siguiente escenario —hipotético aún en la sanidad española en el momento de escribir estas líneas—: ante los síntomas de una nueva dolencia acudes a tu médico de los servicios públicos de salud. Durante la consulta analizan tus síntomas y recibes un diagnóstico. Pero tu sorpresa viene cuando, a la hora de la prescripción terapéutica, en vez de recibir la indicación de un fármaco, lo que te me prescriben es un tratamiento basado en una *app* de salud. Y esta *app* tiene todos los componentes de un medicamento: cuenta con evidencia clínica en cuanto a que me ayudará en el tratamiento de mi enfermedad, está registrada y cumple los estándares de seguridad de la Agencia Europea del Medicamento. Es una *app* de pago, no gratuita, que subvenciona parcialmente (como cualquier otro medicamento) la Seguridad Social. Esto, que en estas latitudes nos parece todavía ciencia ficción, es un hecho ya en países tan cercanos como Alemania. Es lo que se ha llamado «terapias digitales», *digital therapeutics* o DTx.
En Estados Unidos y en la Unión Europea muchas aplicaciones (entendiendo aplicación como un *software* que funciona en nuestro *smartphone* u ordenador) son registradas y aprobadas

bajo la categoría de «dispositivo médico». Esto es, básicamente, un sello obligatorio encaminado a asegurar la seguridad de los pacientes usando estas aplicaciones. Pero, además, países europeos como Alemania han desarrollado procedimientos de homologación que validan el efecto terapéutico de estas aplicaciones y dan acceso a ser pagadas por el Estado.

Brent Vaughan, CEO de Cognito Therapeutics, identifica tres grandes olas en el campo de las terapias digitales. La primera consistió en las aplicaciones relacionadas con los recordatorios, como recordatorios de medicación u otras que ayudan a llevar una vida saludable. La segunda ola consistió en digitalizar algunas prácticas terapéuticas que ya existían como las terapias cognitivas para el insomnio y otros trastornos del comportamiento o mentales. Básicamente, dejar de hacer las cosas cara a cara, para pasar a hacerlas «cara a pantalla». Y ahora nos encontramos en la llegada de la tercera ola, donde se espera una generación de aplicaciones que tratan realmente de cambiar nuestra biología, pasando del cuerpo enfermo al cuerpo sano en enfermedades mentales, por ejemplo.

Algunas aplicaciones simples para recordar la medicación o el seguimiento de pacientes son poco invasivas en cuanto a la seguridad de los pacientes, pero pueden tener un alto impacto positivo en la salud de estos. En algunos casos, técnicas de inteligencia artificial, de la que hablaremos más adelante, son empleadas para recoger datos sobre el comportamiento del paciente (alimentación, ejercicio, etc.) que se usan para sugerir al paciente acciones que salvaguarden su salud, como en el caso de pacientes diabéticos.

En cuanto a la prescripción en consulta de este tipo aplicaciones, hace años que algunas comunidades autónomas, como Andalucía y Cataluña, intentan normalizar y homologarlas. El objetivo era dotar al facultativo de un catálogo de aplicaciones seguras y con beneficios demostrables para el paciente, que pudieran entrar en el circuito sanitario y ser prescritas por los profesionales dentro del ámbito de los cuidados terapéuticos. Desgraciadamente, esto aún es una tendencia mínimamente extendida y nunca se ha debatido el tema del pago de dichas aplicaciones.

En la Unión Europea el salto lo ha dado Alemania. Todo comenzó en 2019 con la aprobación en su Parlamento de la Ley de Suministro Digital (*Digitale-Versorgung-Gesetz*), orientada a facilitar la transformación digital del sistema sanitario germano. Dicha legislación (*Digitale Gesundheitsanwendungen* o DiGA) incluye la homologación de *software*, servicios en la nube, aplicaciones web y aplicaciones de salud para dispositivos móviles, que los profesionales sanitarios pueden prescribir en consulta. Las aplicaciones con este nivel de homologación están a disposición de los profesionales sanitarios para su prescripción en consulta y los prestadores del servicio reciben el pago de la sanidad alemana siguiendo los mismos mecanismos que los medicamentos. Estas aplicaciones de salud certificadas son, por tanto, tratamientos médicos pagados por las aseguradoras alemanas. Tras la primera homologación, las empresas desarrolladoras cuentan con un periodo de gracia de un año para presentar la evidencia científica de sus beneficios a las autoridades, es entonces cuando se fijan los precios definitivos que retribuirán a las empresas por su uso.

————

Alemania ha sido pionera en regular la prescripción de aplicaciones de salud en consulta equiparándolas a los medicamentos tradicionales.

Este modelo supone un salto de gigante en la normalización y retribución de las aplicaciones de salud digital en el marco del sistema sanitario. Las claves de este modelo son tres:

1. La constitución de un proceso de certificación centralizado en las administraciones públicas de aplicaciones de salud con efecto terapéutico demostrado para su prescripción en consulta por los profesionales sanitarios.

2. Los mecanismos de pago por parte de los sistemas de salud, públicos o privados a los fabricantes de las aplicaciones cuando estas son prescritas.
3. La sistematización de la evaluación de los resultados de salud de estas aplicaciones.

El modelo alemán, que se está trasladando con modificaciones a otros países europeos, también ha sufrido críticas sobre lo difícil que resulta para las aplicaciones pasar el proceso. En muchas ocasiones, para las *startups* resulta una inversión prohibitiva. El tiempo que le puede llevar a una compañía obtener la homologación oscila entre los 4 y los 16 meses. Son múltiples los requisitos que debe cumplir una aplicación: de protección de datos, seguridad de la información, interoperabilidad y, por supuesto, resultados (al menos preliminares) de los beneficios terapéuticos que proporciona. Todo ello además del cumplimiento del marcado CE correspondiente que regula la normativa europea 2017/745 sobre productos sanitarios. Esto supone también un cierto hándicap para la innovación y una barrera de entrada importante que ralentiza el proceso de adopción.

5. Incentivos de salud

Como hemos visto, en el contexto actual de la salud, la sostenibilidad del sistema sanitario es fundamental debido al envejecimiento progresivo de la población, lo que aumenta la demanda de servicios sanitarios y sociales. Además, las enfermedades crónicas están ganando terreno a las agudas, y se están convirtiendo en un problema cada vez más importante, ya que son enfermedades de larga duración que requieren un consumo significativo de estos recursos.

La salud digital puede ayudar a abordar esta situación y mejorar la atención médica en general. Una de las soluciones más destacadas son los sistemas de gestión remota de enfermedades crónicas, que permiten el control de las enfermedades desde el domicilio del paciente, reduciendo ingresos hospitalarios y controlando mejor la adherencia de los tratamientos médicos prescritos. De esta forma, se empodera al paciente y se le involucra en su propio cuidado, lo que mejora la calidad de vida y reduce la carga del sistema sanitario.

Pero lo cierto es que este vuelve a ser un enfoque reactivo: nos encontramos ya con la enfermedad entre las manos y le ponemos una solución. Sin embargo, sabemos que muchas de las enfermedades crónicas a las que se enfrentan nuestros mayores tienen su causa raíz en los hábitos de salud que han desarrollado durante toda su vida. Por ejemplo, la enfermedad pulmonar obstructiva crónica (EPOC) está relacionada con el consumo de tabaco, la diabetes está relacionada con el exceso de azúcar en nuestra alimentación y las enfermedades cardiacas con la alimentación y la vida sedentaria. La mejor medicina es que las personas no se pongan enfermas, pero ¿cómo conseguirlo?

A pesar de que las personas son las primeras interesadas en mantener y mejorar su salud, no siempre siguen los hábitos de vida saludables que les permitirían prevenir enfermedades crónicas, como realizar ejercicio físico de forma regular como medida preventiva. Este problema tiene un fuerte componente social y cultural, y está relacionado con la teoría de la gratificación y de la motivación. Es curioso, pero para convencer a las personas para que cuiden de su propia salud, debemos proporcionarles incentivos más allá de la promesa de una buena salud en el futuro.

—

En el futuro veremos cómo los Gobiernos, las empresas y las aseguradoras sanitarias incentivarán cada vez más a las personas para que sigan hábitos de vida saludables.

En la actualidad, existen numerosas aplicaciones móviles que ofrecen incentivos inmediatos y tangibles a los usuarios por adoptar hábitos de vida saludable, como hacer ejercicio, mantener una dieta equilibrada o dejar de fumar, entre otros. Estas aplicaciones utilizan la gamificación, una técnica que consiste en aplicar elementos de juego en contextos no lúdicos, para motivar a los usuarios a cumplir sus objetivos de salud y bienestar. Los pioneros en desarrollar este tipo de aplicaciones fueron las compañías de seguros, máximas interesadas en tener clientes que paguen la cuota y no enfermen. Así, la compañía de seguros norteamericana Oscar Health fue la primera en regalar a cada asegurado un medidor de actividad física. El cumplimiento de objetivos en cuanto al ejercicio realizado se trasladaba a una reducción en la cuantía económica de la póliza. Con el tiempo, esta práctica se fue extendiendo por muchas compañías del sector.

Además, esto también ha dado lugar a plataformas y servicios de gestión de la salud personal (*Personal Health Management*), subvencionadas por instituciones como los ayuntamientos o por empresas, que permiten la creación de planes de salud personalizados e incluyen consejos alimentarios, medición de la actividad física con objetivos marcados y otras funcionalidades orientadas a que los individuos mejoren su estado de salud a través de hábitos de vida saludables. Muchas empresas han integrado estos programas como parte de sus políticas de recursos humanos, ya que una plantilla más sana, activa y motivada probablemente será más productiva. Esto establece un compromiso entre las compañías y sus empleados por su salud presente y futura, llegando incluso a establecer el cumplimiento de estos programas como un objetivo a la hora de conseguir retribuciones variables.

Sin embargo, aún queda una cuestión fundamental que es necesario plantear en cuanto a la salud, la sanidad y el erario. Una vida con malos hábitos de salud puede conllevar numerosas y costosas enfermedades crónicas que, en última instancia, repercutirán en el SNS y en nuestros impuestos, ¿se debería entonces modular los impuestos de los ciudadanos en función de sus hábitos de vida? Esto ya se lleva a cabo con tasas sobre el alcohol, tabaco o bebidas azucaradas, entre otros. La motivación positiva de tener una reducción en los impuestos que pagamos en función del ejercicio físico que seamos capaces de completar podría ser una buena alternativa.

3
Soluciones para mejorar la expectativa de vida con calidad en la era de la salud digital

Aunque en este libro nos enfocaremos principalmente en la aplicación de la Salud Digital en el cuidado de la salud de personas con enfermedades y patologías médicas, es importante entender que el concepto de salud digital también se aplica a personas sanas. En la actualidad, internet ofrece múltiples posibilidades para ayudarnos a mantener nuestra salud, siendo las aplicaciones móviles y los dispositivos portátiles las herramientas más accesibles para lograrlo. En este sentido, la salud digital abarca no solo la atención médica, sino también la promoción de hábitos saludables y la prevención de enfermedades.

1. Aplicaciones personales de salud

El mundo de las aplicaciones y los teléfonos móviles inteligentes ha evolucionado hasta convertirse en una herramienta fundamental para ayudarnos en nuestro día a día. En las tiendas de aplicaciones se puede encontrar una amplia variedad de aplicaciones, algunas gratuitas y otras de pago, que ofrecen todo tipo de soluciones y consejos. Los modelos de negocio de estas aplicaciones son diversos, desde un pago único por la aplicación o el pago de una suscripción, hasta las que incluyen publicidad de todo tipo o las que simplemente capturan nuestros datos y los venden, haciendo pasar la aplicación como gratuita cuando en realidad no lo es tanto.

El ámbito de la salud no podía ser ajeno a esta tendencia. Las aplicaciones han ganado popularidad en diversas categorías, como las relacionadas con el deporte y la forma física, donde el teléfono móvil se ha convertido en un compañero de entrenamiento indispensable. Pero existen otras categorías destinadas a mejorar nuestro estado de ánimo, nuestra alimentación y a recordarnos distintas tareas importantes, como la toma de una medicación o una cita médica.

Según el informe *Digital Health Trends 2021: Innovation, Evidence, Regulation and Adoption*[1], realizado por IQVIA (multinacional estadounidense que presta servicios de tecnología de la información sanitaria e investigación clínica), en el que se analiza el estado de la salud digital móvil, el número de aplicaciones es muy grande: más de 300 mil aplicaciones descargables en las tiendas de IOS y Android. De ellas, más de noventa mil se añadieron durante la pandemia, que aceleró su desarrollo y también su uso. Significa más de 250 aplicaciones de salud añadidas cada día. Entre 2017 y 2021 se publicaron en torno a 350 mil aplicaciones de salud y se retiraron de las tiendas de aplicaciones otras tantas. ¿Tiene sentido esta proliferación? El problema radica en que las barreras para publicar esas *apps* son mínimas, por lo que cualquier *startup* puede desarrollar rápidamente una aplicación que será inservible a la misma velocidad.

Por supuesto, el grado de uso de estas aplicaciones es muy desigual. El 83 % tiene menos de 5000 descargas (en realidad, el 51 % tiene menos de 100 descargas). Esto suma menos del 1 % de las descargas totales, frente a 110 aplicaciones (el 0.03 %) que fueron descargadas más de 10 millones de veces y acaparan casi el 50 % de las descargas totales. Esto quiere decir que son muy pocas las propuestas serias y consistentes que tienen uso por parte de muchos usuarios.

———

Existen muchas aplicaciones de salud para *smartphones*. Pero muchas son de poco valor y tienen muy pocas descargas. Hay que saber diferenciar el grano de la paja.

Los desarrolladores, por tanto, no solo deben construir una aplicación atractiva y robusta, sino preocuparse también por una estrategia para diferenciar su propuesta del ruido de fondo.

Entre los factores clave que nos indican si su salida fue un intento fallido se puede observar en la fecha y cantidad de actualizaciones que efectuaron sus desarrolladores. El 61 % de las aplicaciones de salud que se retiraron nunca habían sido actualizadas; mientras que el 70 % de las que permanecen, han sido actualizadas por lo menos una vez en el último año.

Objetivo de las aplicaciones de salud

La mayoría de las aplicaciones de salud están enfocadas en el bienestar, el ejercicio físico y una alimentación saludable. Aun así, en los últimos años, ha crecido el número de aplicaciones orientadas a la gestión de enfermedades específicas. Entre ellas, casi la mitad corresponde a las relacionadas con la salud mental (22 %), diabetes (15 %) y problemas cardiovasculares (10 %). En un apartado posterior veremos las aplicaciones catalogadas como terapias digitales, las que son consideradas un medicamento que se prescribe en consulta.

Se ha observado que la pandemia fue una gran impulsora en el desarrollo y descarga de las aplicaciones de salud, las que ganaron mayor peso fueron las dirigidas al control de la ansiedad y el manejo de la propia salud. Aparte, por supuesto, de las aplicaciones específicamente creadas para lidiar con la pandemia, como las de gestión de la demanda o trazabilidad de contactos.

Entre las aplicaciones más populares se sitúan las relacionadas con la forma física como Fitbit, Mi Fit, Huawei Health, Google
Fit y Adidas Running App by Runtastic, muchas de existían desde
2014. También otras relacionadas con el seguimiento de la salud
como Calorie Counter, MyFitnessPal, y algunas dedicadas al ejercicio en casa o al control de la ovulación.

En el ámbito médico predominan las estadounidenses WebMD,
que ayuda a los pacientes a aprender sobre las condiciones de sus
enfermedades y sus síntomas, y GoodRx, que ayuda a los pacientes a encontrar los mejores precios de medicamentos en farmacias. También algunas ligadas a los servicios de salud o reembolso
de la parte subvencionada en países grandes con sistemas de salud
centralizados, como Mobile JKN (Indonesia), MHRS Mobil (Tur-
quía), Ameli-L'assurance Maladie (Francia) y 1mg-Online Medical Store & Healthcare App (India). Esta última es una aplicación
de oficina de farmacia en línea y atención médica que facilita las
citas de telemedicina, la reserva de pruebas de laboratorio y la entrega a domicilio de medicamentos. En España, Luda Partners
es una solución digital que conecta las oficinas de farmacia para
evitar problemas de suministro de medicamentos, en concreto, el
desabastecimiento.

Muchas de las aplicaciones desarrolladas en el campo de la salud
tienen que ver con los consumibles o dispositivos físicos, que veremos en un apartado posterior. Y es que estos aparatos suelen depen-
der de una aplicación auxiliar para configurarlos, registrar tus datos
o su visualización. Entre estas aplicaciones, reinan las relacionadas
con el ejercicio físico (55 % sobre 384 dispositivos de consumo comercializados), aunque también existe un incremento en el número
de aplicaciones que pueden capturar parámetros físicos relacionados
con el seguimiento de las enfermedades crónicas.

Aplicación en ensayos clínicos

Algunas aplicaciones se han desarrollado para el campo de los ensayos clínicos. Estos se apoyan cada vez más en aplicaciones para
registrar la información de los pacientes (facilita el reclutamiento de

pacientes), ya tenga que ver con adherencia al tratamiento, efectos adversos o parámetros médicos. Estos ensayos se denominan descentralizados o híbridos y se han extendido en los últimos años.

Desde 2016, el porcentaje de ensayos clínicos que utilizan aplicaciones y dispositivos conectados a ellas se ha doblado y actualmente es de un 8 %, de los cuales el 10% las han utilizado en las fases II y III del ensayo. Este tipo de aplicaciones pueden ayudar a solucionar problemas como los desplazamientos y ganar en eficiencia para ambas partes: muchos ensayos en áreas como cardiología, oncología y neurología compiten por un número limitado de pacientes, ya que solo pueden acceder a los pacientes de su área geográfica, por lo que los ensayos clínicos híbridos y descentralizados amplían el número de posibles candidatos y facilitan los ensayos.

En 2017, se editó el primer libro en España sobre ensayos clínicos[2] que incorpora un capítulo monográfico a las nuevas tecnologías aplicadas a la investigación con medicamentos. En la introducción del capítulo se constata la creciente prevalencia de las pruebas clínicas basadas en la tecnología y la incuestionable necesidad de acceso automatizado en tiempo real y de forma remota para recoger datos de los pacientes. En ese momento ya proponían tener en cuenta:

- Un rápido incremento en la adopción de los dispositivos digitales de salud.
- El uso de los datos de salud generados por los pacientes en los ensayos clínicos.
- Los factores condicionantes de la adherencia a los tratamientos.
- El manejo de las enfermedades crónicas.
- La reducción de los costes de desarrollo.

Monetización de las aplicaciones de salud

Por supuesto, los desarrolladores realizan su trabajo y ponen las aplicaciones en el mercado con el objetivo, normalmente, de rentabilizar la inversión y, si es posible, obtener beneficios. Sin embargo, el que el mundo de las aplicaciones para teléfonos inteligentes se caracterice bien por la gratuidad para el usuario (puede ser con modelos de monetización más centrados en la publicidad), bien por la venta de suscripciones *premium* (en las que el paciente descarga la *app* [generalmente, no regulada] y paga la suscripción directamente al desarrollador) dificulta que encajen en el mundo de la salud —en el que actualmente prima un modelo de monetización de venta directa al consumidor—. Sin embargo, otros modelos más innovadores, sobre todo en Estados Unidos, están ganando peso:

- **Pago como equipamiento médico.** Una aseguradora cubre una cantidad fija del coste de una aplicación por las licencias de los facultativos que necesiten utilizarla para el desempeño de su tarea.
- **Pago como medicina.** La aseguradora paga una cantidad fija al desarrollador de la aplicación dentro de los beneficios de farmacia asociados a un seguro de salud. Suele ser habitual un copago y las cantidades pagadas por la aseguradora descuentan de los beneficios totales en farmacia del asegurado.
- **Pago por valor.** El desarrollador de la aplicación pacta con una aseguradora o empleador el pago de la aplicación en función de su uso y de mejoras de salud o reducción de costes. El desarrollador debe normalmente presentar evidencias previas de los beneficios que se obtendrán y asume un mayor riesgo de cara a la consecución de beneficios.

2. Dispositivos físicos (o *wearables*)

Mídete a ti mismo

Podemos definir un *wearable* como un dispositivo que captura información, relevante desde un punto de vista de la salud, del usuario mientras lo lleva consigo. La definición no está exenta de ambigüedad pues tendríamos que distinguir si se trata de un equipo médico sujeto a una reglamentación que ratifique su fiabilidad y seguridad o, simplemente, de un dispositivo que obtiene información, pero no tiene la garantía de aquellos.

Hoy en día encontramos muchísimos dispositivos de estas características. Los más extendidos son los relojes inteligentes (*smartwatches*) y las pulseras de actividad que fueron añadiendo al cálculo de pasos caminados o de la distancia recorrida otros parámetros como la saturación de oxígeno en sangre, las pulsaciones, la tensión arterial y un largo etcétera. Pero hay otros tipos de dispositivos como camisetas, anillos, zapatillas..., dispuestos a convertir nuestros movimientos, nuestra voz y cualquier otro signo, que damos o no damos, en información valiosa a la hora de controlar nuestro estado de salud.

Los relojes inteligentes y pulseras de actividad reinan en el mundo de los *wearables*. Pero otros dispositivos como anillos, bandas, camisetas o zapatillas están ganando terreno.

Nuestro cuerpo es tan evidente a la hora de mostrar lo que le pasa, que con unos parámetros básicos podemos obtener otros más complejos. Por ejemplo, el parámetro por excelencia para saber si una persona tiene o no tiene algunas enfermedades es la temperatura. Sin embargo, la mayoría de los relojes inteligentes y las pulseras de actividad carecen de la capacidad de medirla porque es difícil obtener medidas precisas. Sin embargo, cuentan con otras como el ritmo cardiaco, las horas de sueño o el ritmo cardiaco en reposo. El ritmo cardiaco en reposo varía mucho entre personas, pero es muy estable en el individuo a lo largo del tiempo. Sin embargo, sube bastante cuando el cuerpo está combatiendo una infección, por lo que la mayoría de los casos se podrían detectar con simples pulseras de actividad y un algoritmo capaz de interpretar estas variaciones.

La moda de utilizar relojes y pulseras inteligentes ha dado lugar a un movimiento cultural que, en 2007, la revista *Wired* definió como *quantified self*, la recopilación sistemática de datos de salud y comportamiento sobre nuestros cuerpos con el objetivo de conseguir una mejor salud.

Por supuesto, esta tendencia se ha unido con otra de actualidad en nuestros dispositivos móviles: los asistentes inteligentes. Los datos generados por nuestro cuerpo ahora acaban en las manos de Siri, Alexa, etc., que los usan para darnos consejos, tanto los más sencillos como movernos un poco cada hora para evitar el sedentarismo, como otros mucho más complejos, por ejemplo, Siri avisándonos de una arritmia a partir de los datos del electrocardiograma que nos realiza constantemente el Apple Watch.

Tipos y categorías de *wearables*

La primera década de desarrollo de estos dispositivos, nos ha brindado una amplia variedad de ellos, así como han registrado grandes cantidades de informaciones que nuestro cuerpo puede generar. Ya no se trata solo de los elementos *hardware* que incorporan, por ejemplo, los sensores ópticos de la luz infrarroja que se pueden utilizar para saber lo que pasa por debajo de nuestra piel. Ahora, un mismo sensor obtiene un espectro de luz infrarroja reflejada por nuestra piel, pero si hace tres años solo podíamos aplicar un algoritmo que interpretaba un dato, nuestra saturación de oxígeno en sangre, hoy en día podemos aplicarle más de un nuevo algoritmo, probablemente utilizando inteligencia artificial capaz de usar esa biomedida para calcular otra y, así, poder deducir informaciones como el nivel de glucosa.

Habitualmente, varios sensores combinan su información para calcular los pasos caminados, las calorías quemadas, los niveles de oxígeno en sangre, etc., podemos empaquetar cada vez más sensores y más sofisticados con gran capacidad de proceso en dispositivos cada vez más pequeños gracias a la velocidad a la que avanza la tecnología.

Según los informes, actualmente hay unos cuatrocientos *wearables* comercializados en el mercado de gran consumo. Estos incluyen pulseras de actividad, relojes deportivos, relojes inteligentes, joyería inteligente, auriculares, parches, correas e, incluso, ropa como camisetas o zapatillas. La mayoría de estos dispositivos se desarrollaron en el campo del deporte, orientados a medir la actividad deportiva. Pero otros muchos se han enfocado en la salud, midiendo variables relacionadas con el sueño, la temperatura, la presión arterial, el nivel de glucosa o la actividad eléctrica de nuestro corazón. Según avanza la tecnología, están apareciendo una nueva generación de sensores capaces de deducir algorítmicamente, con base en información más básica, parámetros como el nivel de hidratación o el ácido láctico en nuestros músculos.

Adicionalmente, tenemos dispositivos orientados al comportamiento y a las enfermedades mentales. Tradicionalmente estas se han diagnosticado mediante test estructurados y validados. Aunque esto también es posible por medios digitales, el diferencial está en que los *wearables* tienen acceso a otras variables como la voz o el movimiento, es decir, aplicamos otra entrada de algoritmos que permitan llegar a las mismas conclusiones, pero por otras vías.

En conjunto, todas las medidas que extraen los *wearables* se han llamado «biomarcadores digitales». Hasta ahora, estos biomarcadores nos dan información sobre el estado de nuestro cuerpo en este momento y guardan un historial de cada momento, pero se está estudiando la posibilidad de que anticipen enfermedades o deterioros provocados por la edad que no son detectados por métodos tradicionales. Por ejemplo, el movimiento está resultando un elemento de gran utilidad como biomarcador digital, ya que el modo de andar de una persona puede contener información sobre si está en un estadio muy inicial de la enfermedad de Parkinson. La voz es otro biomarcador digital básico y puede utilizarse para diagnosticar o hacer seguimiento de una depresión, también ante una llamada angustiada a un servicio de emergencia se puede extraer una persona padece un dolor de pecho y, por ende, es susceptible de ser un infarto de miocardio. Y esto no solo cubre las enfermedades, sino también los cambios positivos (fisiológicos) en la salud; por ejemplo, variaciones en la temperatura son la entrada a algoritmos capaces de identificar determinados momentos de la ovulación o del embarazo.

Ventajas e inconvenientes de los *wearables*

Los beneficios que pueden aportarnos estos dispositivos están ya objetivados y cuentan con estudios que así lo demuestran. Unos investigadores en Dinamarca realizaron una revisión de más de 120 estudios sobre la aplicación de medidores de actividad personal. La conclusión, que puede parecer modesta, es que lograba incrementar una media de 1200 pasos (unos 800 metros) la distancia recorrida diariamente. Pero este pequeño cambio es muy significativo para la salud, pues está demostrado que un incremento de apenas 1000 pasos en la distancia diaria que recorremos reduce la mortalidad entre un 6 y un 36 %. Como hemos visto, esto ha convencido a muchas aseguradoras para regalar este tipo de dispositivos a sus asegurados.

—

Los *wearables* fomentan una mejora en nuestros hábitos de salud y son una buena fuente de datos, tanto para el diagnóstico y seguimiento de las enfermedades, como para la investigación científica. Pero hay que cuidar aspectos como la privacidad y la calidad de los dispositivos.

Así mismo, estos dispositivos han logrado aceptación en el ámbito clínico. Numerosos hospitales y servicios de salud han puesto en marcha iniciativas para dotar a los pacientes de estos dispositivos tras un ingreso hospitalario. Esto puede tener un doble objetivo: por un lado, la supervisión del paciente para comprobar que todo se desarrolla correctamente tras la salida del hospital. Por otro, el cambio en los hábitos de vida del paciente si se trata de una enfermedad crónica que podría estar sujeta a nuevas recaídas e ingresos en el futuro.

Por supuesto, esta tecnología no está exenta de su lado problemático. El primero y más importante es el de la privacidad. Todos estos dispositivos recogen los datos de nuestros cuerpos, pero ¿esos datos son nuestros? La verdad es que casi nunca. La mayoría de los dispositivos vienen con aplicaciones y servicios añadidos, acompañados de larguísimos y complicados avisos legales, que en la casi totalidad de los casos hacen que el fabricante pueda usar nuestros datos para sus propios fines.

Otro problema, relacionado con el anterior, es el de la discriminación. Si estos datos caen en las manos inadecuadas o se venden en mercados secundarios o terciarios, significa otras compañías dispondrán de ellos. Sin la suficiente anonimización pueden acabar en cualquier proceso de puntuación a la hora de vendernos un seguro de salud o concedernos un crédito.

La calidad de los dispositivos y su regulación es otro aspecto importante. Como hemos comentado, un conjunto minoritario de estos dispositivos ha accedido a los procesos regulatorios que los certifican como dispositivos médicos. Son los mismos procesos que pasa un tensiómetro o un pulsioxímetro para acabar en las manos de nuestro doctor o venderse en las oficinas de farmacia.

Sin embargo, la mayoría de los *wearables* están fuera de ningún control, su grado de compromiso está basado únicamente en los procesos de calidad de la compañía fabricante, y los datos que registran pueden almacenarse en Estados Unidos fuera del alcance de la protección del Reglamento General de Protección de Datos (RGPD). El RGPD es el reglamento europeo para la protección de las personas físicas en lo que respecta al tratamiento de sus datos personales y a la libre circulación de estos datos, y se aplica desde el 25 de mayo de 2018. Es una normativa europea por lo que cualquier empresa de la Unión Europea o aquellas empresas que tengan o quieran tener negocios dentro de este territorio deben plegarse a ella. Las multas por el no cumplimiento del RGPD pueden llegar a los 20 millones de euros. En España, el RGPD se concretó en la Ley Orgánica de Protección de Datos Personales y Garantía de los Derechos Digitales, de diciembre de 2018, acorde con este RGPD.

4
Aplicaciones de la salud digital a las enfermedades

1. Buscar la evidencia clínica

Citamos de nuevo el informe *Digital Health Trends: Innovation, Evidence, Regulation and Adoption* para poner el foco en el cambio de tendencia del uso de aplicaciones de salud en relación con los informes anteriores. Y es que, aunque las aplicaciones dedicadas a la salud, el bienestar y la calidad de vida siguen siendo las más comunes, cada vez son más las dedicadas al manejo de enfermedades, especialmente aquellas relacionadas con la salud mental, la diabetes *mellitus* y las enfermedades cardiovasculares, las cuales representan más de la mitad de todas las aplicaciones analizadas.

—

> Existe un número creciente, en cantidad y calidad, de aplicaciones dedicadas a la prevención, tratamiento y control de las enfermedades.

La fundación iSYS[1], que tiene como objetivo contribuir a la mejora de la salud y calidad de vida de la población mediante la generación y difusión de conocimiento de excelencia en el campo sanitario a partir de la utilización de internet, destaca del informe que las plataformas y aplicaciones están avanzando en el proceso regulatorio, así como los productos y herramientas incluidos en las categorías de terapias digitales (*Digital Therapeutics* [DTx]) y cuidado digital (*Digital Care*, [DC]), que incorporan *software* como medio para tratar, prevenir o controlar afecciones específicas, están proliferando y ya se han identificado más de 250 productos, incluidos unos 150 que están disponibles comercialmente.

Se destaca también que las categorías neurológicas y psiquiátricas representan el 68 % de los productos en todas las fases de desarrollo, seguidos de intervenciones en digestivo, oncología y cardiovascular, y se menciona como ejemplo Moovcare, un producto de DC para oncología que evidenció en un ensayo clínico de fase III que monitorizar los síntomas de pacientes de cáncer de pulmón una vez por semana para detectar posibles recaídas incrementaba 7.6 meses la supervivencia total del paciente, algo muy significativo en este tipo de cáncer de tan mal pronóstico. En Francia, esta aplicación ya ha obtenido un tipo de reembolso del sistema sanitario público.

En cuanto a la evidencia clínica[2] de los dispositivos médicos, el informe menciona que está aumentando el número de estudios y también la evidencia lograda en estos, y que se han publicado más de 2000 estudios desde 2007, incluyendo casi 1500 publicados en los últimos cinco años. No obstante, se sigue recomendando ensayos clínicos más amplios y de mayor duración para ampliar la evidencia, con valoraciones de la usabilidad y la retención de usuario para determinar el efecto clínico y el coste-efectividad respecto al estándar de cuidado.

Otro ejemplo de plataforma digital que ha obtenido la aprobación por la Agencia Española de Medicamentos y Productos Sanitarios (AEMPS) es HumanITcare[3], que permite al personal sanitario gestionar a sus pacientes de manera remota sin necesidad de que pisen el hospital ni el centro de salud, ofreciendo un

Gráfico 4.1 Visión general del proceso de generación de datos y evaluación clínica

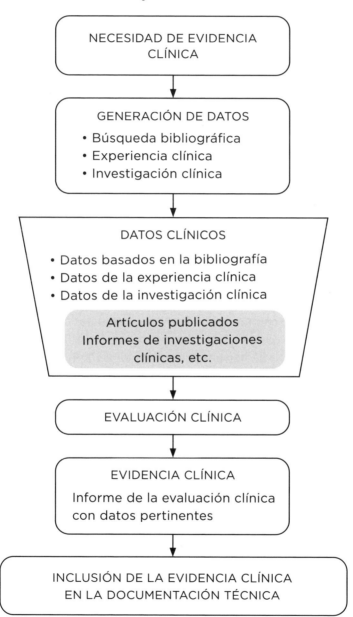

seguimiento continuo desde su casa mediante dispositivos médicos conectados. Esta plataforma se enfoca en enfermedades crónicas como las cardiacas, oncológicas, respiratorias, endocrinas; así como en la atención a personas mayores con una solución de cuidado en casa (*home care*), y ya está trabajando con más de veinte hospitales privados y públicos y aseguradoras internacionales, integrando en sus sistemas sus servicios. HumanITcare ya está en varios países de Europa y Latinoamérica con plena satisfacción de pacientes y profesionales.

2. Experiencias internacionales en salud digital

Actualmente, hay múltiples iniciativas a nivel mundial de salud digital que se centran en la cocreación e implementación de soluciones personalizadas y basadas en evidencia para hacer frente a los retos de salud global. Un ejemplo de ello es la empresa UniversalDoctor[4], que desarrolla todo tipo de herramientas y proyectos que facilitan la comunicación entre profesionales de la salud y pacientes de otros orígenes. Esta empresa comenzó desarrollando su propio conjunto de herramientas de traducción médica multilingüe para derribar las barreras lingüísticas en la atención sanitaria, como Universal Doctor Speaker, una aplicación que facilita las visitas médicas multilingües y ayuda a mejorar la comunicación de salud con pacientes extranjeros, permitiendo comunicarse con los pacientes en su propio idioma.

Desde entonces, han ampliado su ámbito de actuación para colaborar con Gobiernos, hospitales, el sector privado y organismos internacionales como la Organización Mundial de la Salud (OMS) en la creación conjunta de soluciones digitales innovadoras para la salud mundial, que van desde la recopilación de datos móviles a escala nacional hasta herramientas de apoyo a la toma de decisiones clínicas.

Sin embargo, este proceso no siempre es exitoso, y muchas aplicaciones no pasan las pruebas necesarias para llegar a ser utilizadas en sistemas sanitarios y por la sociedad. Es importante destacar que algunas de estas soluciones llegan a ser descargadas y usadas y, con el tiempo, se verá su valor en el cuidado de la salud, así como en la prevención, diagnóstico y tratamiento de enfermedades en todo el mundo. En la edición de 2022 del mHealth BCN Conference, el valor de la mHeath, organizada por la Fundación iSYS[5], se discutieron diversas iniciativas en este campo. A continuación, mencionamos tres de ellas:

- **Aplicación e-mhGAP: herramienta de ayuda a la toma de decisiones clínicas para enfermedades.** Se trata de una aplicación de salud mental de la OMS que se lanzó inicialmente como herramienta de apoyo a la decisión clínica. Su función es recoger y guardar temporalmente los resultados de la valoración en una base de datos local e informar a los profesionales sanitarios para que les ayude en la toma de decisiones clínicas o de cuidado. Esta versión instrumental recoge once patologías prevalentes y ha sido implementada en Nigeria y Nepal. Durante el proceso de desarrollo de la herramienta se utilizó una aproximación que permitió crear herramientas de referencia rápidas y evaluar qué tipo de datos recoger. Con el tiempo, esta herramienta podría formar parte de un estándar EMR/EHR (historia clínica digital).

  Los datos recogidos en Nigeria sobre el uso de la aplicación son muy diferentes a los recogidos en Nepal. Por ejemplo, en Nepal los sanitarios están acostumbrados a utilizar vídeos en las consultas para hacer pedagogía con pacientes y familias. Este factor no se tuvo en cuenta al principio, pero se incorporó posteriormente, lo que demuestra que estas aplicaciones se construyen desde la experiencia de los usuarios o pacientes que las utilizan.

- **Aplicación mPalliative: capacitación de familiares cuidadores de pacientes en cuidados paliativos.** Es una herramienta que se utiliza en cuidados paliativos para poder decidir qué pacientes de este tipo pueden acceder a la atención médica necesaria cuando hay escasez de recursos. Los familiares de los pacientes son los encargados de registrar sus signos y síntomas y, con base en esta información se toman las decisiones. La aplicación se desarrolló en Zimbabue, se probó en Tanzania y, finalmente, se implementó en India.

- **Aplicación ICOPE: capacidad propia de las personas mayores.** Es un monitor de envejecimiento promovido por la OMS. Esta aplicación que permite hacer un seguimiento de la persona y evalúa seis funciones principales cada cuatro meses: cognición, nutrición, audición, visión, psicología y movilidad. Se ha implementado en diferentes países como Francia, España (con una versión de la aplicación gracias a la Fundació d´Envelliment) o Chile. Sin embargo, demuestra lo complicado que es implementar una aplicación en 194 países diferentes ya que la visión geriátrica integral puede variar mucho en cada país.

Basándose en toda esta experiencia acumulada Universal-Doctor ha lanzado UhDa Health[6] (Acceso digital universal a la sanidad [*Universal Healh Digital Access*]), una serie de aplicaciones que pueden ser utilizadas indistintamente por pacientes, profesionales sanitarios, hospitales o centros de salud en diferentes lugares. Estas aplicaciones llevan a la práctica soluciones de salud digital basadas en evidencia clínica para democratizar la atención médica en todo el mundo y se adaptan a las necesidades de cada usuario para ofrecer soluciones personalizadas de salud digital. Su objetivo es implementar herramientas e introducir la salud universal a través de la salud digital. Además, para facilitar la monitorización y recopilación de datos, UniversalDoctor ha creado herramientas de seguimiento que se utilizan gratuitamente en diferentes lugares del mundo.

Otro ejemplo de salud universal es el promovido en Atrys Brasil que en colaboración con Omnimed ha desarrollado un servicio de atención primaria de telemedicina en Angola, a más de 7500 km de distancia y con el mar Atlántico por medio. Según la OMS, en los últimos cinco años, Angola ha avanzado significativamente en la mejora del acceso a los servicios de salud, poniendo énfasis en el aumento del número de trabajadores sanitarios en alrededor del 35 %; en el aumento de la infraestructura, con la construcción de 85 nuevos centros sanitarios modernos; y en el fortalecimiento de la capacidad para responder a emergencias de salud pública. A pesar de ello, en Angola, al igual que en muchos lugares del mundo y sobre todo en África, aún existen grandes desafíos de desnutrición, coberturas de vacunación, malaria, neumonía, enfermedades infecciosas y el aumento de las enfermedades crónicas no transmisibles, entre otras, que solo pueden ser paliados en cierta medida con proyectos basados en las potencialidades de la salud digital, en este caso concreto el de la telemedicina.

> Ante los problemas de salud individual y colectiva hemos de proponer soluciones locales basadas en el conocimiento y experiencias globales, desde una visión universal de la salud.

Este tipo de alianzas estratégicas entre diferentes organizaciones del sector salud, que trabajan con mapeos biopsicosociales previos de cada paciente y su entorno, están permitiendo ofrecer servicios sanitarios de calidad, e incluso excelencia, adaptados a las necesidades locales en todo el mundo y son cada vez más frecuentes. Estas alianzas combinan equipos remotos con centros sanitarios locales para proporcionar teleconsultas en los servicios de enfermería, atención primaria y especializada, para proporcionar diagnósticos, tratamientos y seguimientos. Pero es esencial que los protocolos y soluciones digitales estén adaptados a las necesidades locales y que los profesionales estén igualmente capacitados para enfrentarse a los desafíos con un gran componente local.

Estas asociaciones han permitido ampliar el acceso a la atención sanitaria, generando mayor agilidad y versatilidad en la resolución de los problemas de salud individual y comunitaria, así como en las condiciones de salud pública.

5
La comunicación sanitaria con los pacientes y ciudadanos

La salud digital está ya en la calle. Tanto los pacientes como los profesionales sanitarios disponen de medios de comunicación que complementan la relación presencial con una relación telemática. La videoconsulta se está convirtiendo en algo habitual, pero la salud digital aporta otras muchas vías de comunicación que vamos a conocer en este capítulo.

1. La videoconsulta

Fundamentos de la videoconsulta

En principio, el concepto de la videoconsulta es muy sencillo: en vez de ir a la consulta del médico a su consulta, paciente y profesional sanitario se reúnen a través de una videoconferencia. Así de simple. Aunque esta sea una realidad que se ha popularizado en los últimos años, existe desde hace mucho tiempo. Por un lado, la videoconferencia se creó y ya estaba disponible comercialmente desde el siglo pasado. Lo que pasa es que, como con tantas otras tecnologías, no era popular; su coste y la baja usabilidad de los dispositivos que la facilitaban no permitía que calase entre la ciudadanía.

Por otra parte, la idea de la consulta a distancia es todavía, si cabe, más antigua; ya que la consulta telefónica existe desde mucho antes. Es cierto que el acto médico a distancia tiene limitaciones evidentes como, por ejemplo, la imposibilidad de exploración física, pero los profesionales sanitarios son perfectamente conscientes de estas limitaciones y de cuándo la consulta telefónica es posible o, en caso contrario, debe ser derivada a la presencial. El caso es que, hasta hace poco, la consulta telefónica no era usual en España y, sin embargo, sí lo era en otros países como Estados Unidos. Y esto es porque su geografía mucho más dispersa, con menor densidad de población, convirtió la consulta telefónica en una solución frente a un problema de desplazamiento. Así, durante la década pasada aparecieron prestadores como Teladoc Health que fundaron su modelo de negocio en esta modalidad y fueron creciendo en número de consultas realizadas.

En paralelo a la evolución de la consulta telefónica, llegó la revolución de los *smartphones*, que introdujo internet en todos los bolsillos. No obstante, los *smartphones* no trajeron de serie la habitualidad de las videollamadas; en primera instancia, el cambio en las comunicaciones se produjo reduciendo las llamadas telefónicas, sobre todo entre los más jóvenes, y comenzamos a intercambiar mensajes de texto. Antes de poder realizar videollamadas desde nuestros teléfonos, paulatinamente, se produjeron tres fenómenos: por un lado, el ancho de banda disponible para los terminales aumentó, lo que hizo que las transmisiones de vídeo fueran cada vez más factibles; por otro lado, las cámaras de los teléfonos se hicieron cada vez mejores, tal es así que acabaron con el mercado de las cámaras de fotografía digitales; y, por último, las aplicaciones de comunicación desarrollaron más funciones y ganaron en usabilidad. Una de estas nuevas funciones que incorporaron fue la videoconferencia y con su accesibilidad e interfaz sencilla ganó popularidad, hasta el punto en el que su uso está extendido entre todos los rangos de edades.

Sin embargo, el gran impulso para las consultas a distancia, en España, fue la pandemia, pues hizo de lo opcional una necesidad. Este tipo de consultas se tuvo que convertir en la norma en vez de la excepción. Y, aunque la consulta telefónica imperó, todos nos dimos cuenta de la necesidad y la conveniencia de utilizar la videoconsulta como un elemento clave de la prestación sanitaria. La pandemia obligó a «oficializar», de algún modo, su uso, para lo que se desarrollaron normativas y guías de urgencia que pusieron en marcha las propias comunidades autónomas, organizamos oficiales y asociaciones, tales como el informe[1] realizado por la Comisión Central de Deontología del Consejo General de Colegios Oficiales de Médicos (CGCOM), en el que se recogen consideraciones éticas y deontológicas relacionadas con la telemedicina en el acto médico, o la *Guía básica de recomendaciones para la teleconsulta*[2] publicada por la Asociación Salud Digital.

Hoy en día, la videoconsulta es una realidad cada vez más presente en la práctica clínica. La inmensa mayoría de las aseguradoras sanitarias y los prestadores privados la ofrecen, han aparecido servicios de salud basados básicamente en la videoconsulta y la atención no presencial y, en no mucho tiempo, bastantes servicios de salud pública habrán terminado su implantación también en esta parte de la sanidad.

Consideraciones clínicas que tener en cuenta en una videoconsulta

Aunque la videoconferencia esté cada vez más extendida en la sociedad y las barreras tecnológicas sean cada vez menores, no significa que la videoconsulta sea para todo el mundo y para cualquier circunstancia. En determinados pacientes, más anclados en la visita presencial, también puede generar rechazo. El profesional sanitario debe preguntarse para qué pacientes es más adecuada y cuáles son los diagnósticos para los que piensa que este modo de pasar consulta es conveniente.

Es más, la videoconsulta no tiene por qué ser para todos los tipos de visitas, puede reservarse, por ejemplo, para las consultas sucesivas o el seguimiento domiciliario. Habrá que determinar un conjunto de situaciones en las que será mejor abstenerse de la videoconsulta. Por ejemplo, personas con rechazo, con problemas psicológicos, bajo estado de ánimo, personas en riesgo de exclusión social, etcétera.

Otro aspecto importante que debe tenerse en cuenta es el logístico. ¿Desde qué lugar debería el profesional realizar la videoconsulta: desde su domicilio o desde el centro asistencial? Muchos no podrán elegir porque les vendrá impuesto, pero si la posibilidad de elegir existe, los condicionantes ambientales y tecnológicos son importantes. Como indica la *Guía Básica de Recomendaciones para la Teleconsulta*, es importante que el profesional pueda desarrollar su trabajo en un ambiente libre de distracciones e interrupciones, con un fondo neutro a su espalda (o usando un filtro para taparlo), mostrando un ambiente profesional, como si estuviera en la propia consulta. También debería colocar la cámara a la altura de los ojos, para que se simule mejor el contacto visual entre el profesional sanitario y el paciente.

Siguiendo la guía, otras decisiones para tener en cuenta tendrán que ver con el protocolo de trabajo a implantar, la agenda del profesional, y cómo combinan las visitas presenciales y las videoconsultas.

Requisitos tecnológicos para la videoconsulta

Así mismo, para poder ofrecer la videoconsulta es necesario planificar y plantearse qué tecnología es necesaria. Si el profesional está adscrito a un prestador sanitario que le pone los medios para hacerla, la empresa se habrá preocupado de preparar las infraestructuras necesarias. Sin embargo, si eres un profesional que va a ofrecer la videoconsulta como parte de los servicios de tu propia consulta, debes tener en cuenta:

- **El soporte.** Lo primero que debes decidir es qué equipamiento vas a utilizar, la recomendación es no utilizar nunca el teléfono móvil, por muy bueno que este sea. El *smartphone* es ideal como plataforma de videoconferencia para los pacientes, porque tanto la cámara como el micrófono suelen estar configurados por defecto y son fácilmente accesibles para las aplicaciones, evitándoles quebraderos de cabeza con la configuración. Pero no permite a los profesionales sanitarios cumplir con las consideraciones ambientales que describíamos antes. Por lo que queda descartado.

Nos decantaremos entonces por un ordenador, independientemente de que este sea un equipo de sobremesa o un portátil. Debe tener los suficientes recursos: procesador con la suficiente potencia, memoria, tarjeta gráfica y disco de estado sólido para poder cumplir con las exigencias de la aplicación de videoconsulta que se use. Lo ideal es revisar primero cuáles son las especificaciones técnicas de la aplicación para elegir el equipo o, en caso de tener ya el equipo, asegurarte de que la aplicación que elijas es compatible con tu equipo. Debes tener en cuenta que una cámara externa suele ofrecer mayor calidad de imagen que las que integradas en los portátiles, así como un micrófono externo o unos cascos con micrófono, mejor aún si incorporan cancelación de ruido.

- **La conexión.** Tener una buena conexión que no se corte en medio de la videoconsulta es importante, por lo que nos decantaremos de forma decidida por las comunicaciones de fibra óptica. Adicionalmente, trataremos de que entre nuestro *router* y el ordenador exista una conexión por cable *ethernet* (basada en estándares 1000BASE-X) para asegurar el ancho de banda, la baja latencia y que no se produzcan molestas interrupciones en la comunicación. Si el profesional sanitario se dedica de forma intensiva a la videoconsulta y ha hecho de la misma su forma de trabajo habitual, no estará de más que redunde dichas comunicaciones con un *router* 4G o 5G inalámbrico, por si acaso su proveedor del servicio de fibra óptica sufre alguna interrupción.
- **La seguridad.** No debemos olvidar la importancia de la seguridad del equipo, para esto debemos mantener actualizado el sistema operativo, instalar los parches de seguridad, antivirus,

etcétera, y evitar prácticas de riesgo como usarlo para navegar por páginas desconocidas o peligrosas, o abrir correos de orígenes inciertos o sospechosos.

- **La plataforma.** Finalmente, es de suma importancia la elección de la plataforma de telemedicina que se usará en la comunicación con los pacientes. Se desaconseja vivamente el uso de aplicaciones gratuitas o de libre distribución, que no se han diseñado específicamente para la telemedicina, ya que pueden poner en peligro la privacidad de los pacientes. Por otro lado, es de vital importancia que el acto médico de la videoconsulta quede correctamente registrado en la historia clínica electrónica del paciente, por lo que la solución que elijamos debe permitirlo. Hoy en día existen múltiples plataformas de telemedicina en el mercado español que cumplen estos y otros requisitos recomendables en este campo. Algunos ejemplos de plataformas se pueden encontrar en la página web de la Asociación Salud Digital.

Otros requisitos de la videoconsulta: formación, actitud y legalidad

- **Formación.** Este es un aspecto que debemos resaltar en lo que se refiere a la implantación de la videoconsulta es el de la formación, pero no olvides que tiene dos caras, la de los profesionales sanitarios y la de los pacientes.

  Sin duda, la formación de los profesionales sanitarios es de vital importancia si se pone en marcha un programa de videoconsulta que la organización antes no consideraba. Esto, por supuesto, debe tener una faceta relacionada con la tecnología que se va a utilizar, pero en nuestra opinión la tecnología debería diseñarse con la usabilidad en el núcleo de su concepción, para que su utilización sea sencilla e intuitiva. La adición de un código de buenas prácticas para interactuar con los pacientes sería de gran ayuda en los primeros momentos del despliegue.

  Desde el punto de vista de los pacientes, a riesgo de ser osados, nuestra opinión es que el desarrollo de material formativo debería ser innecesario. Si el diseño debe ser sencillo e intuitivo para el facultativo, con más razón esto debe aplicarse a los pacientes, en los que la famosa brecha tecnológica puede estar más presente.

- **Actitud.** Un aspecto diferente y muchas veces descuidado es el de la motivación de los profesionales sanitarios. Muchos programas de transformación digital (sanitaria y no sanitaria) fracasan por la falta de colaboración entre sus protagonistas. No hay que infravalorar dos aspectos clave que influyen en la motivación: por un lado, la transformación digital —como la implantación de la videoconsulta— conlleva un esfuerzo, lo que supone un coste por su aprendizaje y por la incomodidad de hacer las cosas de una forma distinta a como se hacían antes; por otro lado, en lugar de considerar los procesos como algo aislado, debemos verlos como parte de una red, y tener en cuenta el impacto en procesos colaterales, muchas veces desconocidos o indocumentados.

———

Aunque la legislación aún no ha abordado de forma clara la videoconsulta, esta ya es perfectamente legal en España.

- **Legalidad.** Los aspectos éticos y legales también deben tenerse en cuenta, a pesar de que la legislación va muy por detrás de la innovación. Esto es habitual en lo referente a la transformación digital de la sanidad, continuando con el ejemplo de la videoconsulta, ausente en los múltiples textos legislativos que regulan las relaciones entre los profesionales sanitarios y los pacientes, y en la sanidad en general. Sin embargo, como hemos comentado en un apartado anterior, la videoconsulta está implantada en España y está amparada por la Organización Médica Colegial en el informe *ut supra* mencionado y el *Código de deontología médica*[3], lo cual no quiere decir que las organizaciones sanitarias no deban revisar una aplicación consistente con la legislación, la ética y el código deontológico.

2. Diferentes formas de hacer telemedicina

Cita previa

Para entender la creación y evolución de la cita previa en sanidad, deberíamos remontarnos al tiempo en el que ni siquiera se citaban las consultas. Los pacientes llegaban a la consulta y eran atendidos por orden de llegada.

Por supuesto, ese método era muy ineficaz en términos de gestión de la demanda, ya que llevaba a inevitables días de saturación en la consulta y personas no atendidas que habían perdido el tiempo esperando, mientras que había otros de menor afluencia, y el tiempo del profesional sanitario era desperdiciado.

De ahí que se decidieran por utilizar las agendas y la cita previa, es decir, el paciente solicitaba con anterioridad una hora para ser atendido. Pero en su inicio esto suponía que el paciente debía ir dos veces al centro: la primera para solicitar la consulta, la segunda para ser atendido. Con el tiempo, el teléfono comenzó a estar presente en todos los hogares, por lo que la primera visita al centro se sustituyó por una llamada telefónica, asentándose la llamada cita previa telefónica.

Con la aparición de internet, llegamos a la actual transformación digital, primero pudiendo solicitar la cita a través de una página web y, ahora, a través de una *app* instalada en nuestros *smartphones*.

Si, hoy en día, en España, hay un servicio digital plenamente implantado en casi la totalidad de servicios (públicos y privados) es la cita previa.

Probablemente, el aspecto más complicado de solventar es cómo notificar los recordatorios. Cada centro elige un método o varios, sin tener en cuenta la accesibilidad a estos de cada paciente, por lo que se producen ausencias de estos; una buena comunicación de los recordatorios junto con las opciones de modificar o cancelar la cita de manera sencilla, serían un avance.

Receta electrónica

Otro de los primeros procesos de digitalización que redujo la saturación de las visitas y ayudó a que la comunicación profesional-paciente fuera más fluida y eficaz fue la aparición de la receta electrónica.

La receta en papel ya solo se plantea en casos marginales. Actualmente, el médico en consulta registra los medicamentos prescritos en su sistema de información, quedando apuntados tanto en nuestro historial médico como en el sistema de la receta electrónica. Por su parte, las farmacias están conectadas al mismo sistema, por lo que cuando el paciente va a comprar su medicación solo necesita entregar su tarjeta sanitaria para que el farmacéutico se la dispense.

En la actualidad, la receta electrónica cubre toda la extensión de la sanidad pública y gran parte de la privada. Si hablamos de telemedicina, los prestadores y las plataformas han desarrollado soluciones de receta electrónica y existe un mecanismo de homologación de soluciones en el sector, amparado por el Consejo General de Colegios de Médicos, para que estos enlacen directamente con las oficinas de farmacia[4].

El proyecto europeo de interoperabilidad de receta electrónica (*ePrescription/eDispensation*) permite que un medicamento prescrito en el país de origen de un ciudadano europeo pueda ser dispensado en la oficina de farmacia de otro país de la UE.

——

La receta electrónica es una realidad y uno de los servicios de salud digital ampliamente implantado.

Sin embargo, aún falta camino que recorrer en la transformación digital de la receta electrónica. La adquisición de un medicamento tiene una doble derivada. Por un lado, es parte de un procedimiento médico (esta parte esta digitalizada); pero, por otra, es la compra de un producto. Es en este aspecto en el que queda trabajo por hacer. Los pacientes reclaman el grado de digitalización que ya existe en la compra de bienes y servicios a través de las plataformas de comercio electrónico.

Hoy en día el paciente puede realizar una videoconsulta y recibir electrónicamente su receta, pero siguen existiendo cortapisas (fundamentalmente legislativas) para acceder electrónicamente a una farmacia, comprar y que les entreguen la medicación en su domicilio. En concreto, el Real Decreto 870/2013, de 8 de noviembre, limita esta posibilidad a medicamentos no sujetos a prescripción médica, y a un conjunto limitado de oficinas de farmacia que han seguido procesos administrativos concretos para poder vender en esta modalidad *online*, lo que, en la práctica, ha impedido el desarrollo de este proceso digital.

Historia clínica electrónica

Todos estamos acostumbrados a que, cuando vamos al médico y le contamos nuestros problemas de salud, ¡lo apuntan todo! En tiempos pasados, esto lo hacían en papeles que metían en una carpeta con nuestro nombre. Hoy en día, los vemos teclear y teclear en el ordenador mientras les decimos las cosas. Pues bien, el destino de toda esa información es la llamada historia clínica electrónica (HCE), que guarda todo nuestro historial de lo que el médico (o el sistema de salud) sabe sobre los problemas de salud que hemos tenido, pruebas diagnósticas que nos han hecho, ingresos hospitalarios, medicinas que nos han recetado y un largo etcétera.

La HCE permite a los profesionales sanitarios gestionar y consultar la información sobre nuestra salud que han recopilado, las conclusiones de cada profesional, así como las pruebas que nos han realizado o para la creación y gestión de las órdenes médicas como volantes, etc. Utilizada de manera adecuada, la HCE es una potente herramienta de soporte para determinar los tratamientos médicos y como sistema de comunicación electrónica con otros profesionales sanitarios, incluso en centros distintos. Le da cabida a una serie de procesos administrativos como registrar los partes de baja laboral.

Otra de las facetas que favorece la existencia de las HCE es la explotación de los datos de los pacientes para analizar estadísticas y como apoyo en ensayos científicos.

Con todo esto, la HCE genera una serie de beneficios para los profesionales, los pacientes y el sistema sanitario en general:

- Permite la accesibilidad y disponibilidad de la información.
- Ofrece una presentación configurable de los datos.
- Permite la comunicación activa con otros profesionales y con los pacientes.
- Da cabida a la adición de datos y al acceso a bases de conocimientos.
- Sirve como sistema de apoyo para la toma de decisiones.
- Mejora de la calidad asistencial.

En este sentido podríamos decir que se trata de una herramienta clásica que aún se encuentra en el primer estadio de la transformación digital: la automatización de los procesos.

En la actualidad, la práctica totalidad de los servicios de salud, públicos y privados cuentan con la HCE. Es más, todas las del sector público consolidan sus datos, en algún grado, en la Historia Clínica Digital del Sistema Nacional de Salud (HCDSNS).

Cabe señalar que la Unión Europea ya comenzó su iniciativa para integrar la HCE de las comunidades autónomas en el sistema MyHealth@EU, lo que permite que nuestros datos estén disponibles en todos los países de la Unión Europea y facilite una mayor calidad y seguridad clínica en la atención a los ciudadanos.

Sin embargo, a la HCE le falta seguir desarrollando otra faceta, la más relacionada con la telemedicina, que normalmente se ha descuidado: el acceso de los propios pacientes a sus HCE, es decir a sus propios datos. En primer lugar, es de gran interés para los pacientes tener también una relación exacta y científicamente válida de los datos relativos a su salud. Y, si avanzamos hacia una sanidad basada en el paciente, debemos entender que los datos de salud son suyos, de los pacientes, y tienen el derecho de acceder a ellos en todo momento.

En el caso concreto de las HCE, la situación entre los prestadores sanitarios en cuanto al acceso de los pacientes a sus HCE es más heterogéneo. Es alto entre los prestadores privados y bastante desigual en los servicios de salud públicos de las comunidades autónomas.

El gran problema es que el acceso a distintos prestadores genera historias que están dispersas. Si yo accedo a los servicios de salud de mi comunidad autónoma (que tiene una HCE unificada sobre mí, vaya al centro de salud o al hospital), pero luego voy a un especialista en un hospital privado pagado por mi seguro de salud, y luego voy a un médico de cabecera de una consulta también pagado por mi seguro de salud, inmediatamente tengo tres HCE dispersas cada una en su propio silo. Además, probablemente, tendré acceso a las dos primeras, pero no a la tercera.

Hoy en día todavía hay una falta de comunicación entre los sistemas de información de los prestadores sanitarios de la que es el paciente el que sale perjudicado. Incluso, amparado por el Reglamento General de Protección de Datos de la Unión Europea debería tener la posibilidad de ejercer su derecho a la portabilidad, es decir, ser capaz de recibir los datos de salud que sobre él acumula un determinado prestador sanitario en la HCE para llevárselos a otro. En este campo de la salud digital aún queda camino por recorrer, no tanto tecnológico como normativo y cultural.

Envío de resultados de pruebas diagnósticas

Normalmente, los diagnósticos de los médicos se basan en pruebas clínicas, algunas pueden ser la exploración del paciente, pero otras son análisis de sangre, radiografías, escáneres, entre otras pruebas más complicadas.

De ahí surge la duda sobre cómo entregarle el informe al paciente. Muchos guardamos todavía en oscuros cajones, cogiendo polvo, viejas radiografías que nos estregaban antiguamente los servicios médicos en acetato. Por supuesto, esta práctica debe quedarse obsoleta, pues actualmente se necesita que todos los resultados estén en formato digital para incorporarlos a la historia clínica electrónica del paciente.

Sin embargo, sigue siendo una necesidad su entrega al paciente. En primer lugar, porque es un derecho del paciente. En segundo lugar, porque tiene todo el sentido del mundo que el paciente pueda recoger el resultado de las pruebas diagnósticas que se le realizan para, por ejemplo, llevarlas a otros facultativos en los que poder recabar una segunda opinión. No son pocos los casos en que el tránsito entre la sanidad pública y la privada se ve lastrada por la repetición de numerosas pruebas médicas.

Tras algunas prácticas transitorias, como entregar a los pacientes el resultado de sus pruebas en un CD, hoy en día podríamos decir que hay dos grandes tendencias en cuanto a la entrega del resultado de pruebas diagnósticas a los pacientes.

- La mayoría de los servicios de salud pública han optado por no hacerlo. Los resultados de las pruebas diagnósticas sí son integrados en las historias clínicas de los pacientes, pero lo más probable es que no se les permita tener acceso digital a los resultados de dichas pruebas ya que, como discutimos en el apartado dedicado en las HCE en los sistemas públicos de salud, el acceso de los pacientes no siempre está garantizado.
- En la sanidad privada, la mayoría de los prestadores han solventado la situación desarrollando los llamados portales de paciente. En ellos, los prestadores privados han incluido un conjunto de funcionalidades útiles para el paciente, como la posibilidad de obtener cita, ver un calendario de próximas visitas, registrar su cuadro médico, y un largo etcétera, en el que se encuentra la posibilidad de acceder, y muchas veces de descargar, el resultado de las pruebas diagnósticas que le han realizado.

Aun así, queda una importante asignatura pendiente y es hacer efectivo el derecho de portabilidad que reconoce el Reglamento General de Protección de Datos de la Unión Europea. Los pacientes tienen derecho a mover sus datos de un prestador de servicios sanitarios a otro, saltando, por supuesto, la barrera entre lo público y lo privado. Y esta es una materia que la interoperabilidad de los sistemas sanitarios españoles en particular, y la sanidad digital en general, aún no ha resuelto en España.

Envío de biomedidas

Lo normal es que el médico tenga registradas (y actualice) medidas biomédicas de nuestro cuerpo; es decir, el peso, la altura, la temperatura, la tensión arterial, la saturación de oxígeno en sangre (esta se mide con un pulsioxímetro, un pequeño aparato con forma de pinza que se pone en el dedo) o, incluso, han usado un glucómetro para medir nuestro nivel de glucosa en sangre.

Todas estas biomedidas son muy útiles para los profesionales sanitarios en su proceso de diagnóstico o en el seguimiento de nuestras dolencias. Son datos que les ayuda a determinar el diagnóstico o a conocer nuestro estado de salud y su evolución, y, por eso, se registran en las HCE.

Ahora bien, salimos por la puerta de la consulta, probablemente por semanas o meses, y el profesional sanitario pierde total visión de cómo evolucionamos nosotros, nuestras biomedidas... y nuestra enfermedad. Quizás nos haya dado una pauta de comportamiento como la siguiente: «Le sugiero que se compre un tensiómetro en la farmacia, se tome la tensión cada dos días y, si el número mayor está por encima de ciento cincuenta, pida cita y vuelva a consulta». Pero, claro, queda al albur del paciente seguir o no seguir este sabio consejo, aparte del hecho de que no se puede responsabilizar al paciente con medidas y seguimientos mucho más complejos.

De nuevo, la sanidad digital puede servirnos de gran ayuda. Existen programas para el seguimiento remoto de las enfermedades (programas de monitorización remota). ¿En qué consisten? Junto a la anterior pauta, se le proporciona al paciente una serie de aparatos para la toma de biomedidas como las que hemos mencionado: tensiómetro, pulsioxímetro, báscula, termómetro o glucómetro dependiendo de la enfermedad del paciente. Pero no son aparatos normales como los que se compran en la farmacia, sino que estos están en comunicación con el ordenador del profesional sanitario. Es decir, envían los resultados de las biomedidas al centro de salud o centro sanitario especializado. Con esto, el profesional sanitario recibe información útil sobre la evolución del paciente sin que este deba desplazarse de nuevo por la consulta.

Los programas de monitorización remota son una herramienta clave en el futuro del seguimiento de pacientes con enfermedades crónicas complejas.

La clave de todo esto se encuentra en los llamados episodios de descompensación. Cuando se sufre una enfermedad crónica, como la diabetes o la insuficiencia cardiaca, es habitual que el paciente pase por fases en las que se encuentra bien y, súbitamente, empeora, debe acudir a urgencias e incluso ser hospitalizado, eso es un episodio de descompensación. Sin embargo, se ha demostrado científicamente que hay variaciones de las biomedidas que «anticipan» estos episodios varios días, incluso aunque sean cambios asintomáticos. Anticiparse al episodio de descompensación puede hacer que el episodio adverso sea menos grave, evitando molestias y hospitalizaciones. De este modo, las biomedidas que se toma el paciente en su domicilio y son enviadas por la red de comunicaciones al entorno sanitario son tratadas en el centro de salud por algoritmos informáticos que avisan a los profesionales sanitarios de que es el momento de intervenir, antes de que el paciente empeore. Y con ello se consigue mejorar su estado de salud y la evolución de su enfermedad.

El programa ValCrònic

Un ejemplo de programa de telemonitorización remota fue el programa ValCrònic, que se centró en la telemonitorización, desde la atención primaria, de pacientes con patologías crónicas. Fue puesto en marcha por la Consejería de Sanidad del Gobierno autonómico de la Comunidad Valenciana entre los años 2013 y 2015, a lo largo de los cuales se monitorizó a más de quinientos pacientes. Se desarrolló en seis centros de salud de atención primaria y fue llevado a cabo sin la creación de grupos o recursos adicionales de trabajo, sino por los profesionales sanitarios de la atención primaria.

Los pacientes que participaron en el programa tenían simultáneamente varias enfermedades, entre las cuales estaban la enfermedad pulmonar obstructiva crónica (EPOC), diabetes *mellitus* tipo 2 (DM2), insuficiencia cardiaca e hipertensión arterial. Las distintas combinaciones de estas enfermedades daban lugar a distintos niveles de riesgo y distintos programas de atención individualizada para los pacientes de los que se diseñaron dieciséis diferentes.

El programa ValCrònic contó, adicionalmente a la toma de biomedidas, con la posibilidad de que los pacientes contestaran a las preguntas de unos cuestionarios (ver apartado cuestionarios de este capítulo) de forma que las respuestas a los cuestionarios también llegaban al centro de salud junto a las biomedidas que salían de los aparatos médicos.

Cada patología se controlaba en función de los resultados obtenidos de las diferentes biomedidas y cuestionarios. En el caso de la insuficiencia cardiaca el control se realizaba a través de la presión arterial, la frecuencia cardiaca, la ganancia de peso y un cuestionario de síntomas específico. En el caso de la EPOC, a través de la saturación de oxígeno en sangre y un cuestionario específico. En el caso de la HTA, a través de la tensión arterial. Y en el caso de la DM2, a través de la glucemia capilar. Adicionalmente, todos los pacientes completaban mensualmente el cuestionario EuroQol-5D de calidad de vida.

A los pacientes se les proporcionaba un kit de telemonitorización que contaba con:

- Una tableta en la que el paciente disponía de una agenda (con recordatorios de las biomedidas y cuestionarios que debían enviar) con su propia tarjeta SIM.

- Los dispositivos de biomedida, que variaban en función del programa de atención individualizada.

Todo ello iba en una pequeña maleta para facilitar su transporte. A los pacientes se les impartía, en el centro de salud, una formación en el programa de telemonitorización, para que aprendiesen a usar la tableta y los dispositivos. Posteriormente, los dispositivos eran entregados en su domicilio donde se reforzaba la formación recibida. Además, el paciente contaba con un soporte telefónico en el que podía consultar las dudas que tuviese durante el programa o avisar de algún mal funcionamiento en los aparatos entregados.

Con los pacientes tomándose las biomedidas y rellenando los cuestionarios en los domicilios, un sistema central revisaba los resultados y los comparaba con umbrales definidos por un programa de atención individualizada y ajustados para cada paciente por el profesional sanitario de atención primaria. De dicha comparación se generaban alarmas que llegaban al profesional sanitario a través de su sistema informático de historia clínica habitual, el sistema Abucasis, lo que daba origen a la puesta en marcha de los protocolos de actuación temprana. Adicionalmente, los resultados de todas las biomedidas y cuestionarios eran almacenados en la historia clínica del paciente.

Gráfico 5.1 Ejemplo de agenda para el paciente

Servicio de gestión de pacientes crónicos	movistar
Pedro Sánchez García	Martes, 25 Jun 2011 8:23

Tareas: Hoy, Martes 25 Junio de 2011 · Hoy · Calendario

✓ 08:00 Toma de peso

12:30 Cita especialista

15:00 Cita con el Dr. Horta en la sala de Rayos X del Hospital de la cruz

20:00 Toma de peso

◄ Pagina anterior · pagina 2 de 2

Chequeo médico · Carpeta de salud · Mis mensajes

Salir · Opciones

Fuente: Programa ValCrònic

Los resultados fueron muy positivos en cuanto a la facilidad de uso de la tecnología por parte de los pacientes. Hay que tener en cuenta que los más de quinientos pacientes que pasaron por el programa ValCrònic tenían una media de edad de setenta años. La tasa de abandono de los pacientes fue baja (en torno al 15 %) y los índices de satisfacción fueron altos, con un porcentaje de recomendación del programa a otros pacientes del 93.8 %[5]. El grado de satisfacción entre los profesionales sanitarios también fue alto, con un 75 % de aprobación.

ValCrònic demostró su hipótesis de trabajo: que la telemonitorización permite la detección temprana de episodios de descompensación y que una actuación proactiva previene la consulta urgente y el ingreso hospitalario. Así mismo, permite una mejor comunicación entre profesionales sanitarios y pacientes, facilita el autocuidado y mejora el grado de control de las enfermedades. Los resultados del programa, con resultados en salud detallados en salud fueron publicados en un artículo científico[6].

El proyecto AtlanTIC

Otro interesante ejemplo en el campo de la telemonitorización remota de pacientes fue el proyecto AtlanTIC. Este proyecto fue desarrollado por la Consejería de Sanidad de la Junta de Andalucía entre los años 2016 y 2019 bajo la metodología de ensayo clínico, y participaron múltiples organizaciones sanitarias y sociales de la región. El Hospital Universitario Virgen del Rocío, el Hospital Universitario Virgen de la Macarena y el Hospital Serranía de Ronda fueron algunos de los participantes en este proyecto.

AtlanTIC guarda algunas similitudes con ValCrònic en cuanto a las enfermedades de los pacientes incluidos, los dispositivos entregados a los mismos y los servicios de acompañamiento para formar y dar soporte a los pacientes en el uso de los kits de telemedicina. Sin embargo, difiere significativamente en cuanto a las organizaciones sanitarias involucradas y el proceso de atención y monitorización de los pacientes.

En AtlanTIC participaron cinco organizaciones sanitarias y sociales de la Junta de Andalucía: los servicios de medicina interna de los hospitales mencionados, el servicio Salud Responde de atención telefónica a los pacientes andaluces, los servicios de urgencia de los hospitales, la atención primaria y la Agencia de Servicios Sociales y Dependencia de Andalucía (ASSDA).

El proceso comenzó con la captación de pacientes en los servicios de medicina interna de los hospitales. Allí, los pacientes eran incorporados al programa y se tomaban sus datos. Posteriormente, los pacientes recibían los kits de telemonitorización en sus hogares y se les proporcionaba formación para su uso, lo que permitía el inicio del seguimiento con la toma de medidas biométricas y cuestionarios según lo prescrito por los profesionales sanitarios.

Una vez tomadas las mediciones, los resultados se enviaban a los centros de salud a través de un sistema similar al del proyecto ValCrònic. En el caso de AtlanTIC, el servicio Salud Responde era el receptor de las alarmas. En caso de detectarse una alarma, Salud Responde se ponía en contacto con el paciente para realizar una entrevista estructurada que permitía identificar la gravedad del episodio en curso.

En función de dicha gravedad, el paciente se derivaba a una cita programada con medicina interna, atención primaria o con servicios de urgencia de los hospitales. ASSDA funcionaba como un nivel de soporte en caso de falta de adherencia de los pacientes al programa o en situaciones de soledad o abandono.

El programa AtlanTIC obtuvo muy buenos resultados superando los mejores estándares de atención estructurada para el tipo de pacientes incorporados. Sus resultados fueron objeto de publicación científica[7].

Cuestionarios de salud

Como ya hemos mencionado anteriormente, una de las principales aplicaciones de la salud digital es la capacidad de realizar un seguimiento de los pacientes entre consultas médicas. Este seguimiento puede detectar problemas de salud en una etapa temprana, lo que permite una intervención rápida por parte del sistema de salud antes de que los problemas se agraven. La comunicación remota entre los pacientes y los profesionales de la salud puede adoptar varias formas, tanto en línea como fuera de línea, pero una de las más evidentes es a través de los cuestionarios.

Un cuestionario es un conjunto estructurado de preguntas que un individuo responde secuencialmente y que, generalmente, proporcionan un resultado o conclusión.

En el campo de la ciencia médica, los cuestionarios tienen una larga historia. Durante mucho tiempo se ha comprobado que hacer una serie de preguntas a los pacientes, siempre las mismas, y obtener de ellas un resultado, es un indicativo de su estado de salud, con evidencia científica. Nacen así los «cuestionarios validados», para los que se han realizado ensayos clínicos y se ha demostrado su eficacia en detectar variables de salud de los pacientes. Un ejemplo de esto es el Cuestionario EuroQol-5D[8] que permite valorar la calidad de vida de un paciente en todas las consultas de España.

Los cuestionarios también han dado el salto a la salud digital. Si los profesionales sanitarios pueden pasar un cuestionario al paciente en la consulta, ¿por qué no hacerlo en remoto utilizando medios de comunicación? La metodología es simple: el profesional, en función de los procesos clínicos que quiera supervisar, prescribe una serie de cuestionarios al paciente que este deberá completar con cierta frecuencia en el tiempo entre consultas. Para ello, se requiere una plataforma de telemedicina a la que el paciente pueda acceder desde el ordenador o por una aplicación móvil para completar el cuestionario que se le presenta. Los resultados se envían automáticamente al sistema sanitario a través de comunicaciones móviles y, como en el caso de las biomedidas, los profesionales sanitarios pueden recibir alertas si las respuestas del paciente sugieren un empeoramiento de su estado de salud, lo que desencadena procedimientos de actuación.

Gráfico 5.2 Ejemplo de un cuestionario para un paciente

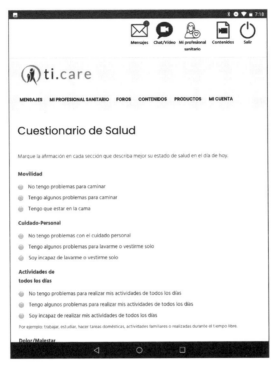

Fuente: Aplicación ti.care

Además de lo comentado, no podemos olvidar que los cuestionarios de salud están directamente relacionados con otro de los temas que tratamos en este libro, la salud digital basada en valor (SDBV), ya que son una herramienta clave en la determinación de los resultados reportados por el paciente (*Patient-Reported Outcome Measure*, PROM) y la experiencia reportada por el paciente (*Patient Reported Experience*, PREM), elementos clave de medición del valor en la prestación sanitaria.

Telerrehabilitación

Seguro que todos nosotros hemos tenido que pasar por alguna terapia de rehabilitación. Esto es parte de un tratamiento que nos prescribe el médico, ya sea para curarnos de la enfermedad o para paliar sus efectos. Existen múltiples tipos de rehabilitación en función de la parte del cuerpo que sea necesario rehabilitar o la enfermedad que tratemos de superar: ortopédica (para los huesos o los músculos), neurológica (para el tratamiento de las alteraciones y lesiones del sistema nervioso, origen habitual de alteraciones en el movimiento de la persona), pulmonar (relacionada con los problemas respiratorios), cardiaca (para los problemas del corazón), pediátrica (en niños), geriátrica (en ancianos) y deportiva (lesiones sufridas haciendo deporte).

Podríamos replantear el proceso de rehabilitación de esta manera: el médico le prescribe al paciente acudir a un centro de rehabilitación, normalmente para una serie de sesiones, no sola una, como parte de nuestro tratamiento. Una vez agendadas, nos desplazamos al centro correspondiente y un profesional especialista en rehabilitación (fisioterapeuta o similar) nos atiende y guía en la realización de una serie de ejercicios. Y así vamos pasando las sesiones hasta que nos recuperamos.

Este proceso, habitual y, *a priori,* sencillo tiene sus inconvenientes para determinados colectivos:

- **Las personas mayores y con problemas de movilidad.** Acceder al centro de rehabilitación es un hándicap para ellos ya que requiere organizar el transporte de la persona y, a veces, de la silla de ruedas, con las molestias que esto provoca.
- **Las personas que viven en lugares menos poblados.** Normalmente, no tienen el centro de rehabilitación necesario cerca de su domicilio y trabajo habitual.
- **Las personas muy ocupadas.** Para estas personas ubicar los desplazamientos y las citas de la rehabilitación en sus cargadas agendas laborales puede ser un auténtico incordio.

¿Qué tal si dotamos al paciente o a su cuidador de los recursos para hacer la terapia en su domicilio y a su ritmo? Evidentemente, esto no es posible para todas las terapias de rehabilitación ni todas las situaciones. Pero sí para unas cuantas. Estaremos evitando desplazamientos, molestias, etc., y aumentando el número de pacientes que pueden ser rehabilitados por el personal sanitario existente.

Actualmente, la telerrehabilitación es una parte de la telemedicina aún poco desarrollada y es raro que nos la ofrezca nuestro prestador de salud, pero ya se han realizado pruebas bastante esperanzadoras en algunos campos. Uno de ellos es el de la rehabilitación cognitiva. Este es el más fácil de desarrollar, pues una tableta sencilla, que tenga instaladas las aplicaciones especializadas, permite al paciente desarrollar su rutina y practicar los ejercicios prescritos. Un ejemplo de ello lo podemos encontrar en la *startup* española Sincrolab[10].

El otro campo de desarrollo es el de la rehabilitación ortopédica. En este se han diseñado múltiples aparatos orientados a la realización de ejercicios en el domicilio, pensados para asegurar la terapia correcta, la usabilidad, el control y el buen uso de estos. Las tecnologías originales, como muñequeras o sensores de movimiento conectados, se están sustituyendo por cámaras que observan y guían nuestro movimiento, auxiliadas por potentes programas de inteligencia artificial capaces de identificar si lo hacemos o no, bien y de corregirnos en caso de no hacerlo.

Seguimiento de la adherencia y recordatorios

En primer lugar, es importante definir el concepto de adherencia terapéutica, que se refiere a la capacidad de un paciente para seguir el tratamiento médico prescrito. Si nos tomamos las medicinas conforme las dosis y la frecuencia que nos ha indicado el doctor, decimos que nuestra adherencia al tratamiento es alta. Si, por el contrario, nos las tomamos poco o nada, diremos que la adherencia es baja.

La falta de adherencia es un problema importante en el sistema sanitario español. Según el informe de Farmaindustria *La adherencia terapéutica*[9], el 50 % de los pacientes crónicos no tienen adherencia a sus tratamientos, lo que puede acabar en importantes episodios de descompensación. Por edad, la falta de adherencia es superior entre los pacientes más jóvenes (71.2 % entre los menores de cuarenta y cinco años), pero los principales problemas se encuentran entre las personas mayores, ya que suelen padecer varias patologías simultáneamente y tener recetados varios medicamentos, lo que los lleva con frecuencia a cometer errores o a sufrir los efectos secundarios cruzados entre ellos. Esto puede tener graves consecuencias para la salud del paciente y para la eficacia y sostenibilidad del sistema sanitario en general.

Existen muchas causas para la falta de adherencia, como la complejidad de algunos tratamientos, la presencia de efectos adversos, la confusión de envases, el grado de conocimiento del tratamiento por parte del paciente, un seguimiento inadecuado, la falta de síntomas en el paciente o problemas psicológicos, entre otros.

La sanidad digital aborda también este problema, en particular con el uso de recordatorios. Hay muchas aplicaciones para *smartphones* que permiten a los pacientes establecer sus horarios de toma y recibir recordatorios en el momento adecuado. Hacerlo es relativamente sencillo. Hay que configurar la aplicación, las medicaciones, la dosis y la frecuencia y tu dispositivo móvil se encargará de avisarte de la toma o aplicación de tu tratamiento mediante notificaciones.

También se ha desarrollado otra generación de dispositivos de ayuda, como las pulseras de recordatorio de la medicación, que son más adecuadas para las personas mayores, con un funcionamiento similar a la de la aplicación, pero con notificaciones sonoras o por vibración; los sistemas de llamada telefónica al paciente e interacciones del paciente con otros dispositivos domésticos como Alexa de Amazon o Google Nest o los dispensadores de medicinas domésticos más complejos.

Quizá la próxima frontera para la sanidad digital es la programación y automatización de los recordatorios de medicación por parte del profesional sanitario desde la historia clínica electrónica y la receta electrónica, con un enfoque múltiple en función de las necesidades del paciente y adaptado a su estilo de vida.

Consejo médico

Muchas veces, la cita reservada con el médico no está atada a una revisión o problema de salud, a veces se piden citas para resolver dudas, por falta de información o para cuestiones puramente burocráticas (recetas de medicación crónica o informes de alta). Es evidente que, pensando en la sostenibilidad del sistema sanitario, poder dar respuesta a las inquietudes de los pacientes sin la necesidad de una consulta con el médico puede ser de gran ayuda. Igualmente, ¿por qué han de resolverse todas de forma presencial? Probablemente sea innecesario.

Surgen así servicios de atención telefónica como mecanismos para gestionar la demanda. La idea base es que el paciente llama a un servicio de atención, donde personal sanitario atiende su duda o consulta y trata de darle respuesta. Pero esto no es una consulta médica telefónica, no se trata de dar un diagnóstico y prescribir medicamentos u otra terapia. En caso de que las personas a cargo del servicio identifiquen un posible problema de salud, derivan al paciente a otros servicios como la atención primaria o, incluso, a urgencias. Estos servicios deben tener unos protocolos estrictos, con procedimientos de interacción con los pacientes mediante preguntas sucesivas y árboles de decisión, normalmente informatizados con herramientas específicas. Ejemplos de este tipo de servicios son Salud Responde, del servicio público de salud andaluz, y NHS 111, en el Reino Unido.

Por supuesto, hasta aquí la vertiente *analógica*. Es evidente que podemos y debemos transformar esto en un servicio digital haciéndolo multicanal. Para empezar, se puede diversificar la atención al paciente permitiendo no solo las llamadas telefónicas, sino también el contacto a través de una web, mensajes, videoconferencia, aplicaciones de mensajería como WhatsApp o Telegram o, incluso, redes sociales.

Esto aún no trasforma el servicio, sino la experiencia de usuario, pero nos permite crear una serie de sistemas nuevos y simples, por ejemplo, si para algunos usamos un algoritmo, creamos servicios más simples que nos pueden dar el mismo abanico de respuestas que el personal humano. El paciente-usuario accede por su *app*, comunica sus síntomas (puede ser respondiendo una serie o incluso en lenguaje natural) y el algoritmo trata de facilitarnos información o el mejor consejo del que es capaz. A las herramientas puramente procedimentales basadas en árboles de decisión se ha sumado la inteligencia artificial, lo que ayuda a entender y clasificar las entradas de información que proporcionan los pacientes para afinar la respuesta que se le ofrece. Un ejemplo de estos servicios, ya nativos digitales, es la *startup* española *Mediktor*[11].

Chat y mensajería

Ya hemos visto como la videoconsulta y la consulta telefónica son prácticas que están extendidas y han sido refrendadas tanto por el código deontológico como por la práctica en muchos servicios de salud. En ambos ejemplos se ha trasladado un acto médico reglado, la consulta, al medio digital, de una forma bastante directa, igualmente reglada.

Sin embargo, debemos entender que la telecomunicación ha experimentado un cambio radical en la última década, cambio que ha mermado la habitualidad de algunos medios de comunicación, sobre todo entre los más jóvenes. Aunque en los primeros años de la telefonía móvil se extendió de forma masiva el uso de los SMS, con la aparición de los *smartphones* y aplicaciones como WhatsApp y Telegram las aplicaciones de mensajería empezaron a desplazar a las llamadas como medio natural de comunicación.

Y es que, el uso del teléfono móvil para «hablar por teléfono» es cada vez más marginal. Se podría decir que entre las generaciones más jóvenes prácticamente ha desaparecido: los mensajes de texto, mensajes de voz, videomensajes, emoticonos, chats grupales y otras novedades que aparecen cada día han pasado a ser la norma de la comunicación entre las personas, incluyendo temas de salud, por supuesto.

Esta realidad no podía dejar de tener su presencia en el ámbito de la sanidad digital. ¿Se puede restringir la comunicación digital entre el paciente y el profesional sanitario exclusivamente a la consulta telefónica y a la videoconsulta, prohibiendo cualquier otra forma de comunicación? Es un planteamiento imposible que la propia realidad se encarga de derribar.

Hoy en día, de forma natural, los profesionales sanitarios y los pacientes han empezado a intercambiar mensajes de texto, correos electrónicos y otros tipos de mensajes. El acto médico unitario y cerrado de la consulta o la videoconsulta se rompe para abrir un flujo de comunicación más parecida a la gestión del caso, extendiendo el seguimiento en el tiempo más allá del momento de dicha consulta.

Las vías de comunicación están en continuo cambio, del mismo modo que los jóvenes ya no usan el teléfono para hablar, la atención sanitaria tendrá que adoptar estos cambios en la comunicación con los pacientes.

Con estos nuevos métodos de comunicación, no encontramos ante dos escenarios:

- Por un lado, los sanitarios les dan a sus pacientes un número telefónico (personal o profesional) como usuarios de aplicaciones móviles gratuitas como las citadas o sus direcciones de correo electrónico para realizar estas comunicaciones de índole médica.
- Por otro lado, ya existen muchas plataformas de telemedicina que incorporan estas funcionalidades, la mayoría son aún privadas, sin embargo, ya se ha desarrollado alguna pública.

El problema de utilizar aplicaciones gratuitas como WhatsApp o Telegram es que no se han diseñado para intercambiar información médica, a pesar de que estas *apps* cuenten con el cifrado de extremo a extremo de las conversaciones (esto significa que ninguna información intercambiada entre el profesional sanitario y el paciente podrá ser leída por ojos extraños), estas aplicaciones guardan información relacionada con quién habla con quién, en qué momento, con qué frecuencia y la enlazan con otras informaciones de los usuarios como los perfiles y actividad en redes sociales para después venderla porque eso sí lo permiten los acuerdos de servicio que incorporan. Y todo esto fuera del amparo de la legislación de protección de datos de la Unión Europea. Es por eso por lo que la privacidad de los pacientes nunca va a estar totalmente a salvo en este tipo de aplicaciones, aun extremando nuestras precauciones individuales.

Por el contrario, hay múltiples plataformas de telemedicina en el mercado español que están específicamente diseñadas para esto e incorporan esta funcionalidad, ya que están desarrolladas acorde a las legislaciones europea y española, no solo en lo referente a la privacidad de las comunicaciones, sino también en lo relativo a la privacidad de los datos sanitarios.

Foros de pacientes y profesionales sanitarios

Una de las formas más democráticas y directas de compartir información entre pacientes y profesionales sanitarios por medios digitales son los foros en internet.

Los foros son páginas web o partes de una página web donde las personas, identificadas o no, entran y publican un *post* sobre un tema y otros usuarios lo leen y pueden contestar. Los foros suelen estar dedicados a un tema en concreto (pesca, coches, náutica literatura, videojuegos, etcétera). Normalmente, todos los usuarios ven lo que han escrito los demás, se establece un diálogo con preguntas y respuestas, y se debaten temas; es lo que se llama hilos de discusión. Pero todo es a través de internet y por escrito, sin que ninguno de los usuarios se vea físicamente.

Veamos un escenario. Una asociación o un ente público crea un foro en internet dedicado a la diabetes. A este foro acuden pacientes que padecen esta enfermedad y, esto es necesario, también profesionales sanitarios. En el foro, un paciente puede compartir una duda que tiene sobre el desarrollo y cuidado de su enfermedad. Y esta duda (que inaugura un hilo de discusión) puede ser contestada por un profesional sanitario o por otro paciente, y, a partir de ahí, surgen más preguntas y respuestas.

Evidentemente, para que nuestro foro de discusión sobre la diabetes tenga un valor terapéutico, la presencia del profesional sanitario es imprescindible. Si no estuviese presente, los pacientes podrían intercambiar opiniones no respaldadas desde el ámbito científico. Nace en los foros, de esta manera, la imprescindible figura del moderador. El moderador es un usuario del foro con permisos especiales, que pueden incluir el poder de borrar o modificar comentarios de otros usuarios e, incluso, expulsarlos del foro. Que los foros de salud digital estén moderados por profesionales sanitarios es una necesidad y los profesionales sanitarios que actúen como moderadores en estos foros deben velar por que la información que se proporciona a los pacientes sea verídica y conforme al conocimiento médico validado.

___

Aún no se ha explotado en los medios digitales el valor terapéutico que tiene compartir las experiencias.

Más allá de la consulta de dudas, los foros tienen también un efecto positivo en el ámbito de que los pacientes cuenten las historias de superación personal de sus enfermedades. Muchos pacientes que se enfrentan por primera vez a una enfermedad se encuentran muy solos. Les gustaría entablar contacto con otros pacientes que han pasado por una experiencia similar, no solo para preguntar dudas médicas, sino para tener idea de la experiencia humana a la que se enfrentan, y esto solo se lo puede contar otro paciente. Pero si el paciente vive en zonas rurales o aisladas, le resultará más complicado encontrar en su entorno una asociación de pacientes con su misma enfermedad, en especial cuando esta no sea muy común. En este sentido, los foros pueden jugar un papel de gran ayuda para que los pacientes compartan información sobre su experiencia.

Nace así también la figura del paciente experto, un paciente que lleva ya tiempo lidiando con su enfermedad (o ya la ha superado), correctamente formado e informado, que ayuda al resto de pacientes a la hora de recibir información veraz sobre su patología. Dentro del foro puede tener una identificación que lo señale como tal (con una insignia digital o similar) que le hayan concedido los profesionales sanitarios moderadores del foro.

En general los foros de salud, correctamente establecidos y moderados por profesionales sanitarios son una herramienta muy interesante para evitar los bulos sobre salud y la información maliciosa o errónea que se publica en internet y a la que los pacientes pueden verse expuestos al buscar contenidos sobre su enfermedad de forma incontrolada.

En España contamos con algunos ejemplos destacables de foros de pacientes como el Foro de la Asociación Española Contra el Cáncer[12] o los de Carenity[13], entre otros.

Contenidos educativos

La manera en la que los humanos buscamos el conocimiento ha cambiado radicalmente en las últimas dos décadas. Hace poco buscábamos el conocimiento especializado en los libros y para encontrarlo debíamos desplazarnos a bibliotecas y centros formativos. Y, si queríamos realizar un aprendizaje transversal, en ocasiones, requería que nos desplazáramos físicamente a otra ciudad, lo que suponía un sobreesfuerzo que no todo el mundo podía permitirse. En este sentido, internet ha sido una herramienta crucial para poder acceder a información de todas partes desde la comodidad de nuestra casa o a través de nuestro teléfono inteligente. Sin embargo, esta ventaja tiene otra cara, ya que una cantidad desmesurada de información nos asalta a diario y es difícil distinguir la información de calidad de la desinformación (las *fake news*).

En el caso de la salud esto es un tema delicado y peligroso. Imaginemos un paciente que al que le acaban de diagnosticar una enfermedad crónica, como pueda ser la insuficiencia cardiaca o la diabetes. Sale de la consulta de su médico con la pauta de la medicación y algunos consejos terapéuticos sobre el cambio necesario en sus hábitos de vida. Pero los profesionales sanitarios no tienen los medios o el tiempo para preparar una formación dirigida a los pacientes en el cuidado de sus enfermedades. Es por eso por lo que los pacientes, de forma natural, acuden a internet a formarse e informarse. Y allí pueden encontrar de todo: información veraz y validada científicamente, e información errónea, falsa, malintencionada o mezclada con oscuros intereses comerciales. Es por eso por lo que resulta de vital importancia guiar al paciente hacia una información segura y legítima, además de adaptada a su propio lenguaje, que le ayude en el cuidado de su enfermedad.

La sanidad digital puede ayudar a todo esto. Si el profesional puede disponer de un arsenal de contenidos educativos, validados y adaptados, que le pueda recomendar al paciente para consultar fuera del centro sanitario. O, aun mejor, si existe una continuidad digital en la comunicación entre el paciente y el profesional sanitario fuera de la consulta, esta puede utilizarse para darle los contenidos al paciente de forma paulatina y que no se vea desbordado por el aluvión de información los primeros días.

La prescripción de contenidos educativos digitales puede ser una herramienta de gran valor para la adaptación de los pacientes a su nueva vida.

En cuanto a los contenidos a que pueden encontrarse actualmente en la red, lo primero que habría que hacer es organizarlos y clasificarlos, habría que diferenciar el contenido para especialistas (normalmente libros o artículos), del que puede ayudar al paciente. Las nuevas generaciones se resisten a leer y prefieren contenido audiovisual y de poca duración, sin embargo, los más mayores (acostumbrados a leer) suelen elegir textos y artículos más largos (en algunos casos se los imprimirán para leerlos en papel). Es importante que sepamos diferenciar y adaptar el contenido al medio y al lector.

Aunque existen intentos muy loables por parte de algunos prestadores y asociaciones profesionales en el ámbito de la creación de estos contenidos, la verdad es que faltan iniciativas a nivel estatal de crear grandes repositorios de contenidos validados y empaquetados, listos para ser prescritos en la consulta del médico juntos con los fármacos. Destacaremos aquí dos ejemplos como la página web del Hospital Universitario Vall d'Hebron[14], o la *Guía Práctica de la Salud*[15] de la Sociedad Española de Medicina de Familia y Comunitaria (SEMFYC).

Juegos, retos y ludificación

Una de las cosas que más nos sorprende a los que llevamos muchos años en el mundo de la programación y de la informática es cuánto han cambiado las cosas en lo relativo a la usabilidad de las aplicaciones que ponemos en manos de las personas. En el pasado, el desarrollo informático de una aplicación iba ligado a la escritura de un manual de usuario y a la preparación de cursos para aprender a usarla. Todo eso ha cambiado y, hoy en día, se considera que una aplicación que necesita de un manual de usuario está mal hecha, estas deben ser suficientemente intuitivas en su manejo, de forma que los usuarios no necesiten de manuales ni de cursos a la hora de empezar a utilizarlas.

Más allá de que las aplicaciones sean intuitivas y fáciles de usar, aparece el concepto del *engagement*. Se trata de que además de ser intuitivas deben captar la atención y el interés de los usuarios, deben ofrecer algún tipo de incentivo mental al usuario para que esté dispuesto a invertir su tiempo digital en la aplicación que le ponemos por delante.

Nace así también el concepto de ludificación. Se trata de aplicar conceptos que vienen del mundo de los juegos para que el uso de aplicaciones de salud digital, que nada tienen que ver con jugar, sean más atractivas. El concepto engarza directamente con el de la adherencia terapéutica, solo que aquí no hablamos de adherencia a un medicamento sino adherencia a una aplicación de salud, ambas con un mismo objetivo.

Las aplicaciones desarrolladas con este fin se han bautizado *serious games*. Se utilizan recursos como retos, premios o recompensas, propios del lúdico mundo de los juegos para otro fin, en este caso, mejorar la salud de los pacientes.

Las ventajas que la ludificación son:

• Alcanzar un espectro de público más amplio.
• Aumentar el uso de la aplicación y de sus efectos positivos.
• Incrementar la adherencia terapéutica del paciente a largo plazo.
• Incrementar el número de usuarios mediante la recomendación de unos pacientes a otros.
• Fomentar el aprendizaje y la transmisión de conocimientos positivos.

Pero para que esto se produzca, la aplicación que incorpora la ludificación debe cumplir una serie de preceptos. Según Monika Simkova[16], los elementos básicos que debe cumplir una aplicación ludificada son:

• Incorporar unas reglas claras para el usuario.
• Estructurar con claridad el objetivo de la aplicación y trasladarlo a los retos que la aplicación plantea al usuario.
• Retroalimentar al usuario de la forma más directa posible.
• Fomentar la competición entre usuarios.
• Facilitar la reacción del usuario de forma que sus acciones y las consecuencias estén directamente ligadas.
• Recompensar al usuario por las acciones realizadas.
• Conseguir un equilibrio entre la dificultad del juego y la capacidad del usuario.

Hay que entender también que no todos los usuarios, en su faceta de *jugadores*, son iguales o tienen los mismos intereses. Básicamente, no todos los recursos de ludificación van a tener los mismos efectos de enganche en todos los usuarios. Richard Bartle realizó una diferenciación o taxonomía entre cuatro tipos de usuarios:

- *Achievers* o **conseguidores.** Están enfocados a resolver el reto y obtener la recompensa.
- *Explorers* o **exploradores.** Se sienten más motivados por aprender cosas nuevas, ir descubriendo nuevas cosas de la aplicación.
- *Socializers* o **personas sociales.** Se sienten más recompensadas al establecer relaciones con otros usuarios.
- *Killers* o **competidores.** Les gusta la competencia y ver sus puntuaciones en relación con la de los demás usuarios.

6
Los profesionales: sanitarios tecnológicos

Los pacientes reclaman un papel central dentro del nuevo paradigma del ecosistema salud, que les posibilita ejercer adecuadamente el derecho de acceso a sus datos de salud y disponer de nuevas tecnologías fiables y seguras que contribuyan al manejo de su condición y la promoción de estilos de vida saludables.

La salud digital[1] lleva consigo disrupción: por la convergencia de distintas nuevas tecnologías y su impacto positivo sobre la salud y los procesos asistenciales, por el acceso de todos los ciudadanos a la información sobre su salud y por la generación de nuevas oportunidades para la promoción de la salud y el paradigma salutogénico, que empodera al ciudadano en el desarrollo de su salud, bienestar y calidad de vida.

Pero la integración de las nuevas tecnologías en los procesos asistenciales sanitarios estratégicos como motor del cambio hacia nuevos modelos asistenciales ha de hacerse desde una relación más estrecha entre los pacientes y los profesionales sanitarios, por eso es necesario conocer sus competencias digitales en cada momento.

1. Competencia digital: una competencia clave para los médicos de hoy y del futuro

La transformación digital está cambiando la atención médica de manera significativa y ya hemos llegado al momento en el que todas las especialidades médicas, sin excepción, se ven beneficiadas por ella[2].

Llama la atención que en un sector como el sanitario, que estudia, avanza e innova constantemente, la transformación digital progrese tan despacio, sobre todo, si tenemos en cuenta que ya lleva tiempo incorporada en otros sectores de la sociedad. De ahí que sea urgente compartir no solo información y conocimiento, sino también una formación que les facilite las competencias y habilidades con las que hacer frente a esta nueva situación.

Los médicos deben asumir un papel proactivo y liderar el cambio que la atención médica precisa, apoyados en la transformación digital.

Es necesaria y urgente la incorporación de competencias digitales en la educación médica y, teniendo en cuenta las características de nuestro entramado académico, es posible lograrlo a corto plazo a través de dos vías, la formación de posgrado y la formación continuada de los profesionales en ejercicio. A medio plazo, sería conveniente incluirlo en los diseños curriculares de la manera que mejor se estime, nuestro consejo es que se haga de manera transversal a las materias existentes y no como un añadido. Lo digital es una forma diferente de hacer las cosas, pero los retos de salud son los que son y su abordaje ha de ser integral y basarse en el conocimiento, la experiencia y la evidencia clínica, para lograr que las nuevas tecnologías sean sus aliadas.

De hecho, la inclusión de esta formación en los estudios de posgrado debe provocar un cambio en el enfoque didáctico, ya que, hasta ahora, en la mayoría de los casos, se limita a enseñar cómo utilizar sistemas de *software* concretos para su uso en su trabajo diario, sin tener en cuenta los principios que subyacen en los sistemas digitales. En nuestra opinión, ese conocimiento es necesario para afrontar un sistema de atención médica digital en permanente y creciente transformación; de esta manera, los profesionales sanitarios se beneficiarán de los avances que les permita aconsejar mejor a los pacientes sobre un uso adecuado y beneficioso de las herramientas digitales para su salud.

———

La digitalización es la mejor aliada de la humanidad, ya que dotará a los médicos de tiempo de calidad para atender a los pacientes.

Los profesionales sanitarios en general y los médicos en concreto deben liderar la transformación digital en salud, asumiendo un papel más proactivo y menos reactivo, ya que en el contexto en el que vivimos, es muy sencillo que otros informantes ocupen el lugar de los sanitarios dándoles respuestas poco o nada fiables a los pacientes, por lo que será muy complicado recuperar la confianza de los pacientes y que reconozcan el prestigio de las publicaciones, aplicaciones o innovaciones en el ámbito de la salud.

2. Transformación digital en salud y convergencia de género

La salud digital supone un cambio de paradigma en la forma de prestar la asistencia sanitaria, ya que incorpora estrategias de prevención, diagnóstico y tratamiento más eficaces y seguras, además de aportar soluciones basadas en nuevas tecnologías que permiten garantizar la sostenibilidad de los sistemas sanitarios.

Aunque es conocido de sobra que hasta ahora se han obviado las diferencias biológicas y biomédicas en los estudios de las enfermedades y de sus tratamientos, la transformación digital, usada correctamente, puede ayudar a disminuir y borrar la brecha, puesto que la salud digital se basa en algoritmos alimentados por datos. Sin embargo, es llamativo el mero hecho de que al plantear el diseño de muchos algoritmos se siga ignorando la dimensión de género y su contribución en las decisiones sanitarias a la hora de detectar enfermedades.

En este sentido, es fundamental destacar el papel de las mujeres como protagonistas en la investigación y la asistencia sanitaria, así como en la utilización de los productos y servicios sanitarios, ya que su especificidad de género y su mayor representatividad en las edades avanzadas de la población las convierten en actores clave en el sector salud.

Sin embargo, todavía existen desigualdades en el acceso a las nuevas tecnologías, la conectividad y las habilidades necesarias para su uso, tanto entre diferentes generaciones como por motivos culturales, geográficos, económicos y de género. Por tanto, para lograr una salud digital con perspectiva de género, es necesario fomentar una mayor participación de las mujeres en puestos de responsabilidad en ciencias biomédicas y tecnologías aplicadas a la salud.

Cuando se trata de la implementación de soluciones digitales en el sector salud, es importante tener en cuenta que la calidad de los datos es tan importante como la cantidad, y que el sesgo de género ha acompañado muchos estudios. Es por ello por lo que, a veces, es mejor recurrir a estudios prospectivos con menos indicadores pero que aporten mayor valor y evitar sesgos desde el inicio como este.

—

Una salud digital con perspectiva de género se logra con una mayor participación de las mujeres en puestos de responsabilidad en ciencias biomédicas y tecnologías aplicadas a la salud.

Por último, cabe destacar un monográfico publicado por la revista a *The Lancet*[3] que reúne un total de 43 artículos, seleccionados tras la convocatoria *calling for abstracts*, con más de 300 artículos de más de 40 países. Este monográfico es una muestra del interés y la relevancia del tema de la transformación digital en el sector salud y su convergencia con la perspectiva de género en todo el mundo.

Gráfico 6.1 Monografía sobre el avance de las mujeres en la ciencia, la medicina y la salud mundial

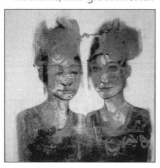

La Sociedad Española de Medicina Familiar y Comunitaria (semFYC)[4] ha dividido el monográfico en cuatro publicaciones temáticas, que abordan la situación actual de las organizaciones de educación e investigación, las dificultades de las mujeres para lograr la equidad de género en la ciencia, la importancia de reflexionar sobre los sesgos y las posibles soluciones al problema de la inequidad de género:

- *Análisis de la situación, en cuanto a cómo se sitúan las organizaciones de educación e investigación*[5]. *The Lancet,* en su editorial, ha destacado la importancia de que estas organizaciones hagan declaraciones públicas que valoren la diversidad y contraten funcionarias de diversidad, así como la implementación de programas que impulsen las carreras de las mujeres. Lamentablemente, el sesgo de género sigue siendo una gran barrera para las mujeres que solicitan fondos de subvención para investigación biomédica. Existen brechas significativas de género en la solicitud de estas subvenciones, que se atribuyen a evaluaciones menos favorables de las mujeres como investigadoras principales, y no a la calidad de su investigación propuesta. Los estudios han demostrado que cuando la revisión se enfoca en evaluar al equipo, los investigadores varones tienen una probabilidad 4 veces mayor de recibir financiación que las investigadoras. Esta situación pone a las mujeres en desventaja y limita su capacidad para contribuir plenamente a la investigación biomédica.

- *Análisis de la situación, en cuanto a las dificultades de las mujeres para lograr la equidad de género en la ciencia*[6]. Además de los desafíos inherentes a algunas especialidades médicas, como la quirúrgica, que tanto hombres como mujeres deben superar, muchas mujeres todavía se encuentran en la situación de tener que responsabilizarse de las tareas domésticas, a pesar de que las nuevas generaciones estén cambiando esta mentalidad y apuesten por compartir de forma equitativa. También se enfrentan a las consecuencias físicas de la maternidad como el embarazo, el parto y la lactancia, lo que claramente causa un entrenamiento quirúrgico dispar en las mujeres. Además, las mujeres también tienen menos probabilidades de recibir fondos de subvención para la investigación biomédica, ya que las evaluaciones suelen ser menos favorables hacia las mujeres investigadoras.

  Por último, se evidencian también dos aspectos: 1) un mayor número de mujeres en posiciones gerenciales también puede ayudar a reducir la segregación de género en los niveles más bajos de la jerarquía laboral y 2) la predominancia masculina en los equipos de trabajo puede llevar al aislamiento de las mujeres dentro del equipo.

- **Valor de las perspectivas críticas y la importancia de reflexionar sobre los sesgos**[7]. El género histórico de la medicina prioriza ciertos tipos de conocimiento, y las formas de producirlo, lo que crea barreras para la investigación y las prácticas críticas.

- **Posibles soluciones al problema de la inequidad de género**[8]. Se proponen posibles soluciones para abordar la inequidad de género en el sector salud, como tratar la igualdad de género como un desafío de innovación, cambiar las normas institucionales, crear una cultura en la que las personas se sientan responsables del cambio, implementar pautas de comportamiento y planes de acción, y crear responsabilidad organizacional para el cambio. A pesar de que se han logrado avances en el número de mujeres que ingresan y trabajan en ciencias de la salud, sigue siendo un objetivo difícil de alcanzar el verdadero progreso en la inclusión. Al comprender más acerca de cómo funciona el sesgo y desechar los mitos que nos han frenado durante tanto tiempo, podemos dirigir nuestra atención y recursos hacia intervenciones estructurales y sistémicas que prometen más éxito, ayudados por las nuevas tecnologías aplicadas al sector de la salud, la salud digital. Es importante tener en cuenta que cualquier intervención efectiva debe adaptarse no solo a las culturas y leyes nacionales, sino también a las organizaciones y departamentos específicos en los que se realizan estas intervenciones. Por lo tanto, las soluciones propuestas en él deben ser consideradas como un punto de partida para realizar cambios más localizados en lugar de principios generales fijos.

La transformación digital en el sector de la salud tiene un gran potencial para mejorar la atención médica y la calidad de vida de las personas, pero es importante que las mujeres también participen en estas carreras, y también las técnicas, para poder aprovechar al máximo las oportunidades que surjan. Sin embargo, la realidad es que las mujeres representan solo el 29 % de estudiantes en estas áreas y se enfrentan a prejuicios y expectativas limitantes.

Según el informe *Descifrar las claves: la educación de las mujeres y las niñas en materia de STEM* de la Unesco[9], solo el 35 % de los estudiantes matriculados en las carreras STEM (ciencias, tecnología, ingeniería y matemáticas, por sus siglas en inglés) en la educación superior son mujeres y solo el 3 % de las estudiantes de educación superior realizan estudios TIC. Además, hay una creciente demanda de profesionales con formación digital en todas las áreas, incluida la salud, y se estima que la brecha de profesionales seguirá creciendo.

En este momento, según el presidente de la Confederación Española de Organizaciones Empresariales (CEOE), Antonio Garamendi, faltan alrededor de 125 000 profesionales con formación digital, cifra que previsiblemente irá en aumento, ya que cada dos años la demanda de profesionales tecnológicos se duplica en España y aproximadamente un 90 % de los empleos en Europa requerirán algún tipo de competencia digital.

En el caso femenino, este porcentaje es mucho menor, ya que solo 24 de cada 1000 mujeres se gradúan en estudios TIC y de ellas, solo seis trabajan en el sector tecnológico. Por tanto, numerosos expertos coinciden en que la gran problemática de este panorama es que el mundo académico no es, hoy por hoy, tan ágil como el empresarial, y no cuenta con perfiles que actualmente ya están demandando las empresas y numerosos sectores, instituciones y organismos. Es decir, la demanda de trabajadores digitales o con competencias digitales, en todos los sectores, incluyendo el de la salud, cada vez es mayor pero la oferta no crece a igual ritmo. Por ello, es necesario poner el foco en modelos más flexibles de formación que habiliten a los profesionales en competencias digitales, independientemente de su formación de base.

La mujer tiene en esta brecha una oportunidad en convergencia de género. En el Plan propuesto por AMETIC[10] en su *Libro blanco para el desarrollo de competencias digitales,* se considera al colectivo de mujeres como un eje estratégico presente en todas las líneas de trabajo y, por ende, en todas las líneas de actuación, sin discriminación de género.

La demanda creciente de asistencia en numerosas especialidades médicas no podrá verse satisfecha a corto plazo por la falta de profesionales. Por mucho que se intente forzar la aparición de nuevos profesionales, siempre irán por detrás de la demanda. Por ello, al mismo tiempo que se aborda lo anterior, es necesario incorporar los nuevos modelos de atención sanitaria en las respuestas, entre los que la telemedicina será uno de los mayores exponentes de la mano de las nuevas tecnologías.

3. Competencias digitales de los directivos sanitarios en España

La salud digital es esencial para enfrentar los desafíos que se presentan en el ámbito de la salud y para adaptarse al cambio constante que experimenta la atención sanitaria. Es indudable que las nuevas tecnologías de la información y la comunicación permiten mejorar el autocuidado de la salud, la calidad de la atención sanitaria y optimizar la eficiencia de los sistemas sanitarios.

Para aprovechar al máximo la oportunidad que nos ofrecen las nuevas tecnologías es esencial que los gestores, los profesionales sanitarios, los pacientes y los ciudadanos desarrollen competencias digitales en todos los niveles implicados.

Un perfil de competencia digital profesional especifica los conocimientos, habilidades y actitudes que debe poseer un profesional en esta materia para desempeñar adecuadamente las tareas que requieren el uso de herramientas tecnológicas en su ámbito de actuación. Ese perfil puede ser útil para evaluar, detectar necesidades de formación y definir planes de capacitación específicos que permitan avanzar en la transformación digital de las organizaciones sanitarias, por lo que resulta pertinente y oportuno desarrollar un marco común que permita gestionar el conocimiento y el talento de las personas y en concreto de los profesionales sanitarios.

Por ello, la Fundación Signo ha elaborado un estudio sobre competencia digitales de los directivos en España[11]. Uno de los objetivos prioritarios de Agenda Digital 2023 es reforzar estas capacidades digitales, así, este estudio nos permite obtener por primera vez la imagen de la situación actual de las competencias digitales de los directivos sanitarios de España, con el fin de realizar un análisis pormenorizado y poder elaborar unas conclusiones o recomendaciones que ayuden a avanzar hacia un nuevo modelo digital más eficaz y competente.

El Marco Europeo de Competencias digitales DigComp[12] para la ciudadanía, publicado por primera vez en 2013, ofrece un escenario teórico homogéneo y estable que permite describirlas en términos de conocimientos, habilidades y actitudes. En él se definen 21 competencias agrupadas en 5 áreas: información y alfabetización de datos; comunicación y colaboración; creación de contenido digital; seguridad; y resolución de problemas técnicos.

En concreto el marco DigComp identifica los componentes clave de la competencia digital en 5 áreas que se resumen a continuación:

1. **Información y alfabetización de datos.** Estas competencias ayudan a localizar y recuperar datos, información y contenido digital; los almacenan y juzga la relevancia de las fuentes
2. **Comunicación y colaboración.** Esta parte se centra en la posibilidad de que el profesional o directivo interactúe, comunique y colabore a través de las tecnologías digitales siendo conscientes de la diversidad cultural y generacional. Que participe en la sociedad a través de servicios digitales públicos y privados y ciudadanía participativa para gestionar la propia presencia digital, identidad y reputación.
3. **Creación de contenido digital.** Para crear y editar contenido digital para mejorar e integrar información y contenido en un cuerpo de conocimiento existente mientras se comprende cómo se aplican los derechos de autor y las licencias. Saber dar instrucciones comprensibles para un sistema informático.

4. **Seguridad.** Para proteger dispositivos, contenidos, datos personales y privacidad en entornos digitales. Proteger la salud física y psicológica, y conocer las tecnologías digitales para trabajar en el bienestar y la inclusión sociales. El profesional debe ser consciente del impacto ambiental de las tecnologías digitales y su uso.

5. **Resolución de problemas.** Identificar necesidades y problemas, y resolver problemas conceptuales y situaciones problemáticas en entornos digitales. Utilizar herramientas digitales para innovar procesos y productos. Para estar al día con la evolución digital.

En el estudio citado se obtuvo un total de 361 respuestas de directivos procedentes de las 17 comunidades autónomas. En cuanto a la identificación y validación a escala europea de los componentes clave de la competencia digital dentro del Marco Europeo de Competencias del proyecto DigComp, se obtienen diferentes resultados. Entre ellos, se puede destacar que el 80 % de los directivos sanitarios se sitúa en un nivel de competencias digitales medias y el 65 % lo está en el rango medio-alto. Además, las áreas de competencia digital más avanzadas son en comunicación y seguridad y se detectan áreas de mejora en creación de contenidos y las relativas a Información.

Por otro lado, según el estudio, no existen diferencias destacables en el nivel de competencias por edad, género, posición de los directivos sanitarios o titularidad de los centros sanitarios donde desarrollan su actividad y no se aprecian diferencias por rangos etarios. Es significativa la capacidad de adaptación de los directivos sanitarios de edad más avanzada que obtienen valores en todos los ámbitos de evaluación con niveles similares a los profesionales más jóvenes.

La capacidad de adaptación a las competencias digitales de los directivos sanitarios de edad más avanzada es similar a la de los profesionales más jóvenes.

Las conclusiones de este análisis de competencias digitales de los directivos sanitarios en España reflejan que:

- No se detecta brecha digital intergeneracional entre los directivos sanitarios.
- La gestión de la información es un área potencial de mejora; la localización de referencias, almacenamiento, selección y cribado son competencias clave para el autoaprendizaje.
- Las bibliotecas virtuales y servicios *online* de almacenamiento se utilizan poco.
- Los resultados en creación de contenidos son inferiores a lo esperado.
- Es un colectivo bastante activo en participar y comunicar.
- Los resultados destacables en el área de comunicación, con especial significación de las áreas de interactuar con tecnologías y compartir información y contenidos.

Las conclusiones que proponen son:

- Es imprescindible desarrollar las competencias orientadas a la localización de referentes y criba de información relevante.
- Se debe fomentar la participación en comunidades virtuales y plataformas eLearning, e implantar incentivos al aprendizaje no formal.
- Los directivos sanitarios han de liderar el cambio y la mejora de contenidos debe ser el siguiente paso.
- El Marco Europeo de Competencias Digitales es adecuado para evaluar competencias digitales de forma transversal, lo que permite establecer comparaciones con otros perfiles profesionales y con la ciudadanía. Sería recomendable disponer de un mapa de competencias digitales más específico del sector para poder evaluar a los directivos y establecer objetivos reales que les ayuden a liderar la transformación digital eficaz de las organizaciones sanitarias.

7
Las Administraciones europea, central y autonómicas

No cabe duda de que en el ámbito de la salud los Gobiernos tienen mucho que decir. En todas las democracias liberales modernas el Estado juega un papel clave a la hora de garantizar a los ciudadanos el acceso a una sanidad universal y de calidad. Casi podríamos decir que este es uno de los pilares de la democracia liberal. El caso de España es un claro ejemplo de esto, al haberse optado por un modelo sanitario donde predomina la prestación sanitaria pública y descentralizada en las comunidades autónomas. En este capítulo veremos la relación que tiene con el desarrollo de la salud digital.

1. La salud digital en el entorno global

Estamos en un entorno digital y global, en el que las fronteras ya no son físicas por lo que es de sumo interés conocer las reglas establecidas todo lo referente a la salud digital, y para ello empezaremos por conocer la Estrategia Mundial sobre Salud Digital. 2020-2025[1] promulgada por la OMS y que se ha elaborado basándose en las resoluciones aprobadas por la Asamblea General de las Naciones Unidas y la Asamblea Mundial de la Salud; es decir, en informes mundiales y regionales conexos de la OMS3, estrategias regionales, el informe en dos partes del Comité Técnico de la ISO sobre informática de la salud y arquitectura de la cibersalud, la resolución sobre la undécima revisión de la Clasificación Internacional de Enfermedades (CIE-11), la Familia de Clasificaciones Internacionales de y terminologías de la OMS, el manual en tres partes para la elaboración de estrategias nacionales de cibersalud. También se ha tenido en cuenta la situación actual y la condición de los Estados miembros en salud digital y sus medidas, estrategias, políticas e inversiones; y las recomendaciones de diversos grupos de expertos de las Naciones Unidas sobre digitalización e innovación. En la Agenda 2030 para el Desarrollo Sostenible[2] se recalca que la expansión de las tecnologías de la información y las comunicaciones y la interconexión mundial brinda grandes posibilidades para acelerar el progreso humano, superar la brecha digital y desarrollar las sociedades del conocimiento.

La estrategia mundial sobre salud digital tiene cuatro principios rectores orientados a la adopción adecuada y sostenible de las tecnologías de salud digital en el contexto de las estrategias nacionales relativas al sector sanitario y a la salud.

- **Reconocer que la institucionalización de la salud digital en los sistemas de salud nacionales requiere que los países adopten decisiones y se comprometan.** La estrategia mundial reconoce que en su camino hacia los Objetivos de Desarrollo Sostenible (ODS) relacionados con la salud, los países adoptarán la salud digital de manera sostenible, respetando su soberanía y de la forma que mejor se adapte a su cultura y sus valores, su política de salud nacional, su visión, sus objetivos, sus necesidades de salud y bienestar, y sus recursos disponibles.

- **Reconocer que las iniciativas de salud digital, para ser eficaces, precisan de una estrategia integrada.** Las tecnologías digitales son esenciales para los sistemas de salud sostenibles y la cobertura sanitaria universal. Para aprovechar su potencial, las iniciativas de salud digital deben alinearse con las necesidades sanitarias generales y con el ecosistema de salud digital. Además, deben ser guiadas por una estrategia sólida que integre el liderazgo y los recursos financieros, institucionales, humanos y tecnológicos. Esta estrategia debe servir como punto de partida para elaborar un plan de acción que incluya la estimación de costes y posibilite la coordinación de múltiples interesados. Estas iniciativas deben emprenderse mediante sólidas estructuras de gobernanza y tener un enfoque válido para múltiples prioridades sanitarias sustentado en unos estándares y una arquitectura que permitan la integración.
- **Promover el uso adecuado de las tecnologías digitales para la salud.** La estrategia mundial sobre salud digital promueve el correcto uso de las tecnologías digitales como bienes públicos digitales que se adaptan entre diferentes países y contextos para solucionar los problemas de un sistema sanitario para facilitar el acceso equitativo a los recursos digitales para que nadie se quede atrás. Se fomenta la protección de las personas, las poblaciones, los profesionales y los sistemas de atención sanitaria frente a la desinformación, a pesar de la infodemia (exceso de información) y el uso indebido de la información, las actividades informáticas malintencionadas, el fraude y la explotación, el uso inapropiado de los datos sanitarios, el racismo y las violaciones de los derechos humanos en el marco de los tratados internacionales por los que se hallan vinculados los Estados miembros.

Los determinantes digitales de la salud, como la alfabetización informática y el acceso a los equipos, la banda ancha e internet, cobran mayor importancia a medida que la salud digital se extiende. En la estrategia mundial se subraya la necesidad de asentar los fundamentos digitales de las estrategias nacionales y se hace hincapié en la necesidad de colaborar con los diferentes sectores y las partes interesadas a todos los niveles.

La estrategia mundial promueve la interoperabilidad sintáctica y semántica con las normas y criterios de la OMS como piedra angular de la información sanitaria para permitir el intercambio de información en un mundo conectado.

El uso adecuado de la salud digital abarca las siguientes dimensiones: la promoción de la salud y la prevención de las enfermedades, la seguridad del paciente, la ética, la interoperabilidad, la propiedad intelectual, la seguridad de los datos (confidencialidad, integridad y disponibilidad), la privacidad, la eficacia en función del coste, la implicación de los pacientes y la asequibilidad.

La salud digital debe centrarse en las personas y debe basarse en la confianza y en la evidencia, debe ser eficaz, sostenible, inclusiva y equitativa y debe hallarse contextualizada. No podemos olvidar que también es necesario gestionar el creciente desafío mundial que representan los residuos electrónicos para la salud y el medio ambiente.

- **Reconocer la acuciante necesidad de abordar los principales obstáculos que enfrentan los países menos adelantados para implantar las tecnologías de salud digital.** Es necesario invertir en medidas para superar los principales obstáculos que dificultan la interacción y el acceso de los países en desarrollo a las nuevas tecnologías de salud digital. Esto incluye un entorno propicio adecuado, recursos suficientes, una infraestructura de apoyo a la transformación digital, medios educativos, capacidades humanas, la inversión financiera y la conectividad a internet. También es importante considerar aspectos como la titularidad de la tecnología, la privacidad y la seguridad de los datos, así como la adaptación y aplicación de los estándares mundiales y las corrientes de tecnología.

2. La década digital de Europa

La Comisión Europea presentó su visión y las vías para la transformación digital de Europa hasta el año 2030[3]. La Comisión propone para ello una brújula digital para que la década digital de la UE evolucione en torno a cuatro puntos cardinales:

 Capacidades.

- Especialistas en TIC: 20 millones + convergencia de género.
- Capacidades digitales básicas: mínimo el 80 % de la población.

 Infraestructuras digitales y sostenibles.

- Conectividad: Gigabit para todos, 5G en todas partes.
- Semiconductores de vanguardia: duplicar la cuota de la UE en la producción mundial.
- Datos (borde y nube): 10 000 nodos frontera de alta seguridad y neutros desde el punto de vista climático.
- Informática: primer ordenador con aceleración cuántica.

 Transformación digital de las empresas.

- Asimilación de la tecnología: utilización de la nube, la IA y los macrodatos por el 75 % de las empresas de la UE.
- Innovadores: aumento de las empresas emergentes en expansión y la financiación para duplicar los unicornios en la UE.
- Usuarios tardíos: más del 90 % de las pymes alcanzan al menos un nivel básico de intensidad digital.

 Digitalización de los servicios públicos.

- Servicios públicos clave: 100 % en línea.
- Salud electrónica: el 100 % de los ciudadanos tienen acceso a los historiales médicos.
- Identidad digital: utilización de la identificación digital por el 80 % de los ciudadanos.

La Comisión Europea persigue los objetivos de la UE en el ámbito digital para 2030, concretamente por medio de:

- Objetivos de la UE y trayectorias previstas a escala nacional y de la UE.
- Un sólido marco de gobernanza común para supervisar los avances y superar las insuficiencias.
- Proyectos plurinacionales en los que se combinen inversiones de la UE, de los Estados miembros y del sector privado.

El 26 de enero de 2022, la Comisión propuso una declaración solemne interinstitucional sobre los derechos y principios digitales para la Década Digital:

Prioridad de las personas. Las tecnologías digitales deben proteger los derechos de las personas, sustentar la democracia y garantizar que todos los actores del sector digital actúen con responsabilidad y seguridad. La UE promueve estos valores en todo el mundo.

Solidaridad e inclusión. La tecnología debe unir, no dividir, a las personas. Todo el mundo debe tener acceso a internet, a las capacidades digitales, a los servicios públicos digitales y a unas condiciones de trabajo justas.

Libertad de elección. Las personas deberían poder desenvolverse en un entorno en línea justo, verse protegidas del contenido ilegal y pernicioso y estar capacitadas para interactuar con las tecnologías nuevas y evolutivas, como la inteligencia artificial.

Participación. Los ciudadanos deben poder participar en el proceso democrático a todos los niveles y tener control sobre sus propios datos.

Seguridad y protección. El entorno digital debe ser seguro y ofrecer protección. Todos los usuarios, desde los más pequeños hasta los más ancianos, deben estar empoderados y protegidos.

Sostenibilidad. Los dispositivos digitales deben favorecer la sostenibilidad y la transición ecológica. Los usuarios deben conocer el impacto medioambiental y el consumo de energía de sus dispositivos.

Los derechos y principios digitales señalados en la declaración complementan los derechos existentes, tales como los consagrados en la Carta de los Derechos Fundamentales de la UE y la legislación sobre protección de datos y privacidad. Lo que proporciona un marco de referencia para los ciudadanos sobre sus derechos digitales, así como orientaciones destinadas a los Estados miembros de la UE y a las empresas para abordar las nuevas tecnologías. Su finalidad es ayudar a todo el mundo en la UE a sacar el máximo partido de la transformación digital.

Los derechos y principios propuestos consisten en:

- Situar a las personas y sus derechos en el centro de la transformación digital.
- Apoyar la solidaridad y la inclusión.
- Garantizar la libertad de elección en línea.
- Fomentar la participación en el espacio público digital.
- Aumentar la seguridad, la protección y el empoderamiento de las personas.
- Promover la sostenibilidad del futuro digital.

3. La salud digital en el entorno de nuestro país

El Gobierno de España lanzó en julio de 2020 una iniciativa denominada Agenda España Digital 2025 para impulsar el proceso de transformación digital del país, y más adelante se hizo un balance del camino recorrido, para adaptarla al horizonte 2026, mejorando su alineamiento con el Plan de Recuperación, Transformación y Resiliencia, e impulsando proyectos estratégicos de gran impacto.

Desde la presentación en julio de 2020 de la Agenda España Digital 2025, se aprobó el Plan de Recuperación, Transformación y Resiliencia de España; se han publicado ocho planes específicos para su despliegue (entre ellos, el Plan de Digitalización de las Administraciones Públicas 2021-2025), se han puesto en marcha los principales programas de inversión nacionales, autonómicos y locales, y se ha avanzado en diversas reformas estructurales.

La Agenda España Digital es la hoja de ruta para la transformación digital del país, una estrategia para aprovechar plenamente las nuevas tecnologías y lograr un crecimiento económico más intenso y sostenido. España Digital 2026[4] se concibe como una estrategia que actúa en tres dimensiones clave: infraestructuras y tecnología; economía y personas. La Agenda mantiene los diez ejes estratégicos de su versión inicial los que añade dos nuevos ejes transversales para impulsar proyectos estratégicos de gran impacto a través de la colaboración público-privada y la cogobernanza del Estado y las comunidades autónomas.

Durante 2021 y el primer semestre de 2022, se impulsaron las inversiones del Plan de Recuperación, Transformación y Resiliencia en el ámbito digital. Con los fondos europeos Next Generation EU se activaron los principales programas de inversión (gestionados a nivel estatal): desde la conectividad a la I+D, pasando por la digitalización de la Administración y de las pymes. También se hizo una importante transferencia de fondos europeos a las comunidades autónomas y ayuntamientos para la digitalización del sector público y el impulso de las competencias digitales de la ciudadanía.

En el ámbito del sector público, se invirtió en diversas líneas estratégicas, como la adquisición de 30 000 equipos para dotar a los empleados públicos de un puesto de teletrabajo con herramientas colaborativas o la creación de un servicio común de automatización de tareas que permitirá robotizar procedimientos administrativos y con ello optimizar recursos y tiempos de tramitación.

En ciberseguridad comenzó a crearse un Centro de Operaciones de Ciberseguridad (COCS) de la Administración General del Estado, para la prestación de servicios horizontales de ciberseguridad que aumenten la capacidad de vigilancia, detección y respuesta en las operaciones diarias de los sistemas de información y comunicaciones contra los ciberdelincuentes.

A lo largo del 2022 entraron en funcionamiento diversos proyectos de digitalización de las Administraciones públicas iniciados en 2021, para mejorar la calidad de la atención y acercarlas a la ciudadanía y empresas, favoreciendo la inclusión y consiguiendo que pudieran acceder a los servicios públicos en el momento y el lugar que lo necesitaran, gracias a la tecnología. Esto incluía una nueva versión de Mi Carpeta Ciudadana, que está además disponible como aplicación móvil, la robotización de procesos, el refuerzo de las infraestructuras digitales de la Administración de Justicia y la evolución del expediente judicial electrónico, la mejora de los servicios de orientación e intermediación para el empleo del Servicio Público de Empleo (SEPE), o el lanzamiento del Plan de Digitalización Consular.

De esta manera, hasta 2026 se seguirá impulsando el proceso de transformación digital de la Administración pública para consolidar que al menos el 50 % de los servicios públicos digitales sean accesibles a través del móvil. Paralelamente, es interesante que progresen en el desarrollo y utilización de la identidad digital, donde el objetivo de la Comisión Europea es que sea empleada por el 80 % de la ciudadanía en el año 2030.

En ese contexto, se publica en 2021 la *Estrategia de salud digital* del sistema Sistema Nacional Salud[5], que aspira a contribuir al mantenimiento de un buen nivel de salud en la población española y a fortalecer el sistema sanitario público mediante la capacidad transformadora de las tecnologías digitales dirigidas a personas, pacientes, profesionales de la salud, organizaciones proveedoras de productos y servicios sanitarios y resto de agentes relacionados. La Estrategia constituye el marco de referencia para el desarrollo de las diferentes iniciativas y actuaciones de las Administraciones competentes en materia sanitaria, ayudando a que el SNS aborde su transformación digital de manera armónica y coordinada.

La estrategia de salud digital permitirá que el Sistema Nacional de Salud se convierta en un sistema vertebrado.

La Estrategia se enfoca, fundamentalmente, en cuatro objetivos estratégicos:

1. Capacitar e implicar a las personas en el cuidado de su salud y en el control de la enfermedad, así como facilitar su relación con los servicios sanitarios promoviendo su participación y fomentando su corresponsabilidad.
2. Maximizar el valor de los procesos para un mejor desempeño y rendimiento del sistema sanitario público, apoyando el trabajo de los profesionales y facilitando la comunicación entre ellos de manera que se asegure la continuidad asistencial y se refuerce la gobernanza de las organizaciones.
3. Adoptar políticas de gestión y control de los datos que permitan disponer de una información de calidad interoperable y crear un espacio nacional de datos de Salud que ayude en las investigaciones científicas y en la evaluación de los servicios.
4. Adecuar la evolución del SNS a las exigencias de la sociedad actual, aplicando políticas de innovación orientadas a la medicina 5P (poblacional, preventiva, predictiva, personalizada y participativa).

La Estrategia se estructura en tres grandes líneas de actuación que sirven de eje para articular los contenidos e iniciativas asociados a la misma:

1. Desarrollo de servicios sanitarios digitales orientados a las personas, a las organizaciones y a los procesos que integran el sistema de protección de la salud, con un enfoque de equidad.
2. Generalización de la interoperabilidad de la información sanitaria.

3. Impulso del análisis de datos relacionados con la salud, sus determinantes y el sistema sanitario.

Se identifican diez áreas de intervención en las que se espera que la transformación digital tenga un importante impacto positivo:

1. **Seguridad.** Vigilancia de los riesgos y amenazas para la salud.
2. **Promoción de la salud.** Y prevención de la enfermedad y de la discapacidad, con participación de la ciudadanía y enfoque de equidad.
3. **Atención sanitaria.** Desarrollar y mejorar la accesibilidad de los pacientes a los servicios, capacidad resolutiva, personalización, continuidad de la atención y seguridad del paciente. Historia clínica digital y potenciación de la imagen en salud para diagnóstico, pronóstico y tratamiento.
4. **Procesos de gestión.** Crear procesos que apoyen la realización de las funciones sanitarias y su uso eficiente.
5. **Interoperabilidad de la información.** Implantar sistemas que permitan cruzar la información del paciente entre centros y entre comunidades, pero también entre sistemas de sanidad de distintos países.
6. **Refuerzo de los servicios digitales del SNS.**
7. **Desarrollo de servicios del SNS.** Continuar ampliando la cartera de servicios que puede ofrecer Sanidad siempre que los avale la evidencia científica y sea conveniente la relación entre el coste económico y la efectividad.
8. **Formación.** Ordenación profesional, la formación sanitaria especializada y la formación de postgrado.
9. **Espacio nacional de datos sanitarios.** Crear un espacio donde almacenar lo datos de todo el territorio para poder clasificarlos, cruzarlos, analizarlos y un sistema de filtrado que ayude a extraer conclusiones.
10. **Sistema de información sanitaria.** Implantar un sistema que evalúe la actividad, calidad, efectividad, eficiencia y equidad del SNS.

4. La competencia autonómica en la salud digital

Según la estrategia mundial se promueve la interoperabilidad de los sistemas, sin embargo, aunque en España nos une un único sistema nacional de salud, desde el punto de vista de la interoperabilidad que cada uno de los 17 servicios regionales de salud opere con un sistema diferente dificulta la interoperabilidad.

Y hablando de ello, es oportuno recordar que la Constitución Española de 1978 establece las competencias asumibles por las comunidades autónomas y las exclusivas del Estado. Entre las competencias exclusivas del Estado se encuentran las de establecer las bases y la coordinación general de la sanidad. La necesaria colaboración entre la Administración estatal y las Administraciones autonómicas está prevista en la Ley 14/1986, de 25 de abril, General de Sanidad[6] (LGS) y disposiciones de desarrollo posteriores.

En lo relativo a las bases de sanidad, es competencia del Estado establecer las normas que fijen las condiciones y requisitos mínimos, persiguiendo una igualación básica de condiciones en el funcionamiento de los servicios públicos. La LGS relaciona las actuaciones que corresponden al Estado, sin menoscabo de las competencias de las comunidades.

Hace más de veinte años desde que se transfirieron las competencias sanitarias del Gobierno central a las comunidades autónomas (el primer traspaso fue a Cataluña, en 1981) y aún no hemos terminado de resolver algunas cuestiones.

Según el Ministerio, la Sanidad está efectivamente descentralizada, pero estas transferencias deberían haber alumbrado otro tipo de sistema sanitario en cual se hubieran resuelto principios irrenunciables, nos referimos por ejemplo a la falta de equidad en el acceso a la sanidad, cuestión que ya existía antes de la culminación de las transferencias, pero que se ha agravado con diecisiete realidades.

Y, en concreto, sobre el tema del libro, estas diecisiete realidades dificultan un sistema digital nacional. De hecho, podemos hablar de un sistema interautonómico de salud, más que de un auténtico sistema nacional de salud, por más que insistamos en ello.

Sin lugar a duda, el traspaso de competencias ha contribuido a mejorar la salud de los ciudadanos, la economía del país y la cohesión de la sociedad, pero todavía hay que mejorar en algunos ámbitos como la gobernanza, el afrontamiento de los retos demográficos, económicos o tecnológicos. Pero todo esto podría afrontarse con garantías gracias a la transformación digital en salud.

En lo referente a la coordinación de la sanidad en todo el Sistema Nacional de Salud, debe entenderse como la fijación de medios y de sistemas de relación que posibiliten la información recíproca, la homogeneidad técnica en determinados aspectos y la acción conjunta de las autoridades sanitarias estatales y comunitarias en el ejercicio de sus respectivas competencias, de tal modo que se logre la integración de actos parciales en la globalidad del sistema sanitario, como una historia clínica digital interoperable en todo el SNS y entre niveles (primaria y especializada); una receta electrónica operable en todo el territorio; procedimientos administrativos únicos como las bajas laborales, etc.

Estos y otros principios relacionados con la coordinación están recogidos en la LGS, que, además, concreta los instrumentos de colaboración y crea el Consejo Interterritorial del Sistema Nacional de Salud (CISNS) como órgano de coordinación. Posteriormente, la Ley 16/2003, de 28 de mayo, de Cohesión y Calidad del Sistema Nacional de Salud[7] contempla el Consejo Interterritorial con el mismo carácter de órgano de coordinación, atribuyéndole una nueva composición y funciones.

El CISNS, según la definición que recoge el artículo 69 de la Ley de Cohesión y Calidad del SNS, es «el órgano permanente de coordinación, cooperación, comunicación e información de los servicios de salud, entre ellos y con la Administración del Estado, que tiene como finalidad promover la cohesión del Sistema Nacional de Salud a través de la garantía efectiva de los derechos de los ciudadanos en todo el territorio del Estado».

En la LGS se plasma el mandato constitucional, según el cual la coordinación general sanitaria le corresponde al Estado, que debe fijar los medios para facilitar la información recíproca, la homogeneidad técnica y la acción conjunta que logre la integración de actos parciales en la globalidad del SNS. Además, los criterios de coordinación general sanitaria, aprobados por el CISNS, deberán tenerse en cuenta para elaborar el Plan Integrado de Salud, documento que debe recoger los planes de salud estatales, autonómicos y conjuntos y sus fuentes de financiación. Este plan también tendrá que ser revisado y aprobado por el al CISNS.

El establecimiento de planes de salud conjuntos entre Estado y comunidades debe formularse en el seno del CISNS, por lo que. La estrategia de salud digital del sistema nacional de salud también se encuadra dentro de esta coordinación pues aspira a contribuir al mantenimiento de un buen nivel de salud en la población española y a fortalecer el sistema sanitario público.

8
Las empresas de ciencias de la vida: farmacéuticas, biotecnológicas y de tecnologías sanitarias

Las empresas de ciencias de la vida tienen como razón de ser la investigación, desarrollo, innovación y comercialización de productos y servicios aplicables en el sector de la salud. Su objetivo principal es contribuir al cuidado de la salud y la enfermedad de los ciudadanos y pacientes, siempre bajo previa indicación de profesionales sanitarios y autorización de las autoridades competentes. Estas empresas se categorizan en tres grandes industrias: farmacéutica, biotecnológica y de tecnología sanitaria.

En un entorno global y digital, todas las organizaciones, especialmente las del sector salud, deben ser digitales. Los pacientes ya lo son, y los sistemas sanitarios, sus principales aliados estratégicos, necesitan soluciones digitales para enfrentar los desafíos a los que se enfrentan. Tanto unos como otros necesitan una oportuna transformación digital. En los últimos años, muchos líderes en diferentes lugares del mundo han insistido en que las empresas u organizaciones que no se adapten a la digitalización, desaparecerán.

En un mundo digital, las fronteras desaparecen y todo es más transparente. Utilizamos un mismo lenguaje en un espacio común gracias a los avances tecnológicos. Sin embargo, el gran cambio necesario vendrá del imprescindible cambio de mentalidad y cultura en el que las personas son más importantes que nunca. Personas que desarrollan tecnología que busca ayudar en la solución a un problema de salud descrito por un paciente e interpretado por un profesional sanitario.

1. La industria farmacéutica en la salud digital

La transformación digital es más que la creación de nuevos departamentos para la digitalización en la industria farmacéutica. Es un cambio cultural en el que toda la organización se involucra y adopta nuevas formas de trabajo digitales y un cambio de actitud que afecta a toda la organización, por lo que es necesario introducir el lenguaje digital en el día a día de la empresa. Todos, sin excepción, deben estar involucrados en este proceso y no solo participar en el cambio, sino también ser conscientes de que no hay alternativa en esta nueva realidad. Cuanto antes se entienda y se adopte la transformación digital, mejor para las empresas farmacéuticas y sus trabajadores; y, por lo tanto, mejor para todos los ciudadanos que necesitan los productos y servicios de estas empresas. En definitiva, la transformación digital es una oportunidad para ganar todos.

Para lograr la transformación digital necesaria en las organizaciones farmacéuticas, es fundamental diseñar e implementar una estrategia de compañía que involucre a todos sus miembros sin excepción. Una de las fortalezas de la digitalización es la transparencia, por lo que, al ser conscientes de esto, el cambio será más permeable y efectivo.

En la actualidad, convivimos con personas de diferentes edades y niveles de formación en el ámbito digital, lo que supone un desafío. A pesar de ello, la industria farmacéutica tiene la oportunidad de liderar esta transformación gracias a su trayectoria y versatilidad. Los trabajadores de la industria, independientemente de su edad, deben dar un paso al frente e involucrarse en el cambio.

Somos optimistas acerca de la transformación digital que necesita la industria farmacéutica, aunque su historia ha estado caracterizada por la gran rotación de profesionales entre compañías y la escasa entrada de otros perfiles profesionales. Sin embargo, en los últimos años esto está cambiando, aunque lentamente. Todavía hay margen de mejora.

La industria farmacéutica ha disfrutado de un crecimiento sostenible y predecible, pero las circunstancias han cambiado debido a las sucesivas crisis económicas y sanitarias, así como al aumento de la demanda de atención sanitaria motivada en parte por los avances en innovación terapéutica que han contribuido a aumentar la expectativa de vida y a cronificar enfermedades.

En este contexto, las autoridades sanitarias han promulgado normativas restrictivas en cuanto a la incorporación de la innovación, al mismo tiempo que han mantenido una financiación sanitaria por debajo del gasto real. Por lo tanto, los sistemas sanitarios y la industria farmacéutica están obligados a entenderse. La transformación digital es una herramienta facilitadora para ambas partes, ya que se les presupone buena intención en su colaboración.

Los modelos de investigación, desarrollo e innovación están evolucionando en el sector farmacéutico, así como la manera en que se relaciona con los profesionales sanitarios y los decisores. Las empresas han eliminado departamentos tradicionales y han incorporado nuevos roles, como el de acceso al mercado de nuevos medicamentos. También se han reorganizado los equipos comerciales, los cuales se han adaptado a las necesidades del ámbito clínico y han incorporado la multicanalidad, facilitada por la transformación digital.

La digitalización está presente en todo el ciclo de vida del medicamento, desde las fases iniciales de la investigación hasta el acceso de estos a los sistemas sanitarios con la ayuda de las autoridades reguladoras. Además, la transformación digital contribuye a la seguridad y la eficacia de los ensayos clínicos y permite evaluar la evolución de los nuevos medicamentos en situaciones reales de uso por parte de los pacientes.

—

La digitalización está presente en todo el ciclo de vida del medicamento.

La industria farmacéutica es un sector clave en España y en cualquier otro país. Sin embargo, se ha manifestado su dependencia del exterior durante situaciones de crisis, lo que pone en riesgo su independencia. Por tanto, es fundamental impulsar su desarrollo a través de una cobertura normativa adecuada que fomente la innovación y la transformación digital.

En la actualidad existen 320 empresas dedicadas a la fabricación de productos farmacéuticos en España, que generan una facturación anual superior a los 15 600 millones de euros y emplean a más de 47 000 personas. En términos de facturación, España ocupa el octavo lugar en el mercado farmacéutico global.

En definitiva, aunque la industria farmacéutica está avanzando en transformación digital, este proceso debe acelerarse para garantizar su supervivencia. Es necesario un cambio cultural en toda la organización, no solo para estar preparados ante los nuevos retos, sino para liderar el cambio y no quedarse atrás respecto a la competencia. Esto no es solo una cuestión de visión, sino de realidad, ya que en otros sectores la falta de evolución ha llevado a la desaparición.

2. La industria biotecnológica, estratégica en la salud digital

La industria biotecnológica es clave en el ecosistema de la salud y tiene una entidad propia y creciente. Es importante destacar que 7 de cada 10 nuevos medicamentos en desarrollo en el mundo se originan en el ámbito de la biotecnología. Este hecho subraya su importancia y su creciente presencia en el ecosistema sanitario y social. Además, esta industria también es esencial para impulsar un nuevo modelo económico productivo y sostenible en los países.

En España existen más de 862 empresas biotecnológicas que forman parte de su tejido innovador emplean a más de 120 000 personas y generan más de 10 300 millones de euros de impacto en el PIB, según datos del Informe AseBio 2021[1]. Todo esto no habría sido posible sin un profundo proceso de transformación digital que abarca todas sus magnitudes.

Al igual que la industria farmacéutica, la industria biotecnológica está sujeta a una normativa exigente a nivel nacional, europeo y en los países donde opera cada empresa. Adaptarse a estas regulaciones es complejo pero inevitable para competir en el mercado global.

Además de la regulación, existen otras variables a considerar, como el aumento de la demanda, los costes en investigación, desarrollo, innovación y distribución, la procedencia de las materias primas, los tiempos de respuesta, la flexibilidad necesaria y la alta competencia. La transformación digital es la mejor aliada para optimizar todos los procesos y enfrentar estos retos de manera eficaz.

En el ámbito de la industria biotecnológica, al igual que en otros sectores, la transformación digital es un horizonte ambicioso debido a las múltiples posibilidades que ofrece. Sin embargo, para alcanzar este objetivo, es importante tener en cuenta nuestras necesidades y capacidades actuales, empezando por tecnologías más básicas como el *software*, la analítica de datos, la automatización y el *cloud*, antes de avanzar hacia tecnologías más sofisticadas como el *big data*, la inteligencia artificial, el *blockchain*, el gemelo digital y el *edge computing*.

En cualquier caso, es fundamental entender que la transformación digital es un cambio organizacional que impacta principalmente en los procesos y que requiere la colaboración y el compromiso de las personas para llevarlo a cabo. Solo así podremos cumplir nuestros objetivos, como la producción de productos seguros y eficaces de excelente calidad, en tiempo y forma, para satisfacer una demanda creciente y exigente, al tiempo que mejoramos la eficiencia y sostenibilidad de nuestras operaciones.

Es importante destacar que las nuevas tecnologías están transformando todas las etapas del ciclo de vida de un medicamento, desde la investigación y el desarrollo, hasta la producción y distribución. Estas tecnologías buscan optimizar los procesos, reducir los tiempos y costes, mejorar la trazabilidad de los lotes y garantizar altos estándares de calidad, especialmente en un entorno normativo cada vez más complejo. Es fundamental estar a la vanguardia de estas tendencias tecnológicas para mantener la competitividad y seguir ofreciendo productos innovadores y de alta calidad a nuestros clientes y pacientes.

Un ejemplo de la transformación digital en la industria biotecnológica es la eliminación del papel en sus procesos, lo que ha traído consigo múltiples beneficios, como la reducción de costes no solo en papel, sino también en impresoras y materiales de reproducción, espacio de almacenamiento y recursos humanos. Además, esta medida ha contribuido a la disminución de los residuos en los vertederos, el ahorro de energía y agua y la reducción de gases de efecto invernadero. Además, favorece la recuperación forestal en todo el mundo. Aunque parece un paso fácil, su implementación no ha sido sencilla debido a las exigencias normativas que obligan a conservar la documentación generada durante años y bajo parámetros previamente establecidos. Por lo tanto, ha sido necesario trabajar de forma paralela en la tecnología y en la normativa para lograr la digitalización a este nivel.

Esta transformación ha permitido una mayor trazabilidad y transparencia, lo que ha contribuido a la eliminación de errores humanos y ha mejorado la calidad de los productos y servicios ofrecidos. En este momento podemos asegurar la digitalización a este nivel.

Existen ejemplos de digitalización aplicados a la producción. Uno de ellos es el sistema MES (*Manufacturing Execution System*), que permite el seguimiento de todos los elementos de la cadena a través de una guía electrónica. Gracias a esto, se mejoran los estándares de calidad (establecidos previamente) mediante una revisión síncrona o asíncrona automatizada o por los diferentes responsables. Además, se trabaja con datos digitales en lugar de la revisión en papel de una prolija documentación, lo que permite ganar tiempo y eficiencia. Otra nueva tecnología aplicada a la producción es PAT (*Process Analytical Technology*), que incorpora la monitorización, control y seguimiento posibilitando la predicción de la calidad del producto final. Esto nos permitirá tomar decisiones alineadas con nuestra constante búsqueda del mejor resultado

La digitalización de datos en la gestión de proyectos tiene muchos beneficios. Por ejemplo, permite el análisis de datos a través de analítica de estos, *big data* e incluso incorporando inteligencia artificial, lo que abre muchas posibilidades ligadas a la gestión de proyectos, bien sean de investigación o de producción, como por ejemplo, estaremos en las mejores condiciones de acompasar necesidades con oferta, ya sea en materias primas (fundamentales y tan complejas de adquirir en determinados momentos), en recursos humanos y materiales, sin olvidarnos de los económico-financieros, e incluso se podrán predecir y prevenir las posibles paradas no deseadas o las necesarias para las labores de mantenimiento o cambios. E incluso pensando más adelante en distribución, una mejor gestión de los *stocks*, al poder ajustar la oferta a la demanda.

Una vez tenemos datos, se abren infinitas posibilidades como la validación de los diferentes modelos —que, hasta hace poco, se realizaba a través de estudios pilotos—con la posibilidad de utilizar gemelos digitales, es decir, se puede reproducir digitalmente una situación real simulando determinadas situaciones de producción, de rendimiento, etc., y después evaluar los resultados, lo que nos permitirá un análisis riguroso del impacto de las medidas antes de ser implantadas lo que nos ayudaría en la toma de decisión y en la preparación de los cambios necesarios de los procesos tanto materiales como humanos cuando convenga.

Asimismo, en la medida que avanzan las mejoras de la conectividad y del uso de las redes, se incorporan nuevas tecnologías en los entornos *cloud,* lo que mejora la capacidad de compartir la información y la experiencia acumulada, al mismo tiempo que se minimizan necesidad de almacenamiento y las cuestiones relativas a la ciberseguridad. Es verdad que todas las industrias que trabajan en el sector salud han de extremar sus controles dadas las características de los datos que maneja, principalmente los ligados a los pacientes, primando por encima de todo la protección y privacidad de estos.

En este sentido, todos los avances deben planificarse con todas las cautelas éticas, legales y de ciberseguridad descritas, temas en los que debemos progresar en el *open source* (*software* de código abierto) y en *edge computing* (computación distribuida que acerca almacenamiento y computación de datos a la ubicación en la que se necesita mejorando los tiempos de respuesta y ahorrando ancho de banda), dadas las ventajas que estas incorporaciones podrían suponer para el sector si solucionan los problemas con las cautelas mencionadas..

Las alianzas entre empresas farmacéuticas y biotecnológicas son cada vez más numerosas y en permanente crecimiento. Un ejemplo conocido mundialmente es el de la biotecnológica BioNtech y la farmacéutica Pfizer, alianza famosa gracias a la vacuna contra la COVID-19. Ya que el alto nivel de digitalización utilizado en todo el proceso (investigación y producción) por ambas empresas fue un valor.

3. Tecnología sanitaria que mejora el servicio para los pacientes

La transformación digital también es un elemento clave para las empresas de tecnología sanitaria cuyo objetivo es investigar, producir y distribuir tecnología que mejore la salud y la calidad de vida individual y de la población, así como para el fortalecimiento y sostenibilidad de nuestro Sistema Nacional de Salud.

El mercado de la tecnología sanitaria en España factura anualmente cifras superiores a los 8840 millones de euros, y el número de empleos directos que ha creado asciende a 28 300.

En este apartado hemos de hacer referencia al *Índice Fenin de Madurez Digital en salud*[2] elaborado por Fenin (Federación

Española de Empresas de Tecnología Sanitaria), que agrupa a más de 500 empresas españolas fabricantes, distribuidoras e importadoras establecidas en nuestro país.

El citado informe recoge un pormenorizado análisis del grado de madurez digital en los 17 servicios regionales de salud contando con la participación de sus responsables de IT y se centra en cuatro ámbitos: servicios digitales para pacientes; para profesionales; infraestructura IT de salud digital; y sistemas analíticos.

El informe refleja y confirma la diferencia de servicios, aplicaciones y nivel de desarrollo y aceptación de cada uno en las diecisiete comunidades.

Por lo tanto, tal y como hemos comentado en apartados anteriores, a la hora de incorporar nuevas tecnologías a los procesos asistenciales hemos de tener en cuenta esta circunstancia y replantear los modelos de incorporación. Por eso debemos pensar que es un servicio para los pacientes y no distribución de un producto.

Las TIC no son un fin en sí mismo, sino las herramientas con las que se dotan los sistemas sanitarios para dar un mejor servicio a los pacientes prescrito por un profesional (en este caso a través de soluciones digitales). Actualmente, se están desarrollando numerosas aplicaciones de salud relacionadas con redes sociales, sin embargo, debemos centrarnos en el desarrollo e implantación de aplicaciones que faciliten la comunicación entre profesionales y pacientes. Sigue existiendo una gran barrera en cuanto a la transformación digital en salud motivada por el gran número de aplicaciones específicas y departamentales, de carácter monolítico y estructurado en silos de información. Es una contradicción en sí misma la existencia de estos silos, en un mundo global y digital en el que ya hablamos de *software* de código abierto y computación distribuida cercana a dónde se necesita.

Los datos son el componente fundamental en el desarrollo de soluciones de salud digital, pero hoy en día todavía existen numerosas bases de datos y plataformas distintas e inmanejables, no por su volumen, sino por la imposibilidad de su interoperabilidad, por no decir integración.

Los servicios de salud registran una ingente cantidad de datos, pero no somos capaces de extraerles valor, no solo para su utilización en la deseada inteligencia artificial, sino para algo más sencillo como la analítica de datos intervención sobre los procesos, la introducción de la automatización y la robotización como otra de sus más interesantes aplicaciones en las tecnologías sanitarias.

Según la industria de la tecnología sanitaria, la transformación digital en salud no debe analizarse basándonos en la implantación de aplicaciones y soluciones tecnológicas, sino en la disponibilidad de nuevos servicios sanitarios que sustituyan o complementen a los actuales, creados para mejorar la experiencia de usuario de una manera más ágil, eficiente y orientada a resultados en salud.

De ahí que sea interesante revisar este estudio, ya que calcula que la madurez digital general alcanzada en los servicios de salud es baja pues solo llega a un 31.7 %. Asimismo, el informe destaca qué resultado tiene una distribución desigual en cada una de las distintas perspectivas de análisis.

El ámbito más desarrollado es de la infraestructura IT de salud digital, que alcanza un nivel medio del 42.3 %, seguido por los servicios digitales para profesionales con un 41.3 %. Llama la atención el escaso desarrollo de los servicios digitales para pacientes (22.8 %), a pesar de que este es uno de los elementos en los que más insisten las organizaciones sanitarias globales en los últimos tiempos.

Los sistemas analíticos apenas tienen relevancia y representan el mayor de los retos en lo que a transformación digital se refiere (17.8 %). Podemos concluir, pues, que a pesar de haber avanzado en la transformación digital de algunos servicios (ciertas iniciativas como la gestión de citas, el acceso a la historia clínica electrónica por parte de los profesionales y la prescripción electrónica), aún queda un largo camino por recorrer en cuanto a la creación y adaptación de otros servicios lo que penaliza el porcentaje de madurez que hemos alcanzado.

9
Las empresas tecnológicas y de la comunicación

Vivimos en la era de la innovación tecnológica, avanzamos a pasos agigantados desarrollando nuevas tecnologías y, además, en los últimos años ese avance tiene en cuenta también al gran público. Muchos de esos avances tecnológicos tienen una aplicación práctica en la salud digital, sin embargo, aunque sean tantos y lleguen tan rápido, la transformación del sistema sanitario va muy por detrás. En este capítulo repasaremos estos avances.

1. Tecnologías emergentes

Tecnología móvil 5G

Cuando hablamos de 5G estamos hablando de comunicaciones móviles, tanto las que podemos mantener con nuestros *smartphones*, como las que pueden mantener los dispositivos conectados (recordemos qué es el internet de las cosas).

Pero ¿qué tiene de diferente y especial esta nueva tecnología de comunicación? La realidad es que la conexión 5G nos ofrece lo mismo que las tecnologías móviles anteriores, pero mejor. El salto cualitativo se encuentra en lo que esta tecnología nos permite hacer.

Las dos características principales que hacen que 5G sea mejor son su mayor ancho de banda y su baja latencia. Tratemos de explicar estos dos conceptos. El ancho de banda es un sinónimo de la velocidad a la que una gran cantidad de datos se envía entre el origen y el destino. El ejemplo típico es descargar una foto, de muy alta definición, que ocupa mucho espacio en disco. Con 5G, esta foto la veríamos mucho antes en nuestro móvil que con las conexiones anteriores. Esto es ideal para las aplicaciones que manejan vídeo, ya que requieren, precisamente, estos altos anchos de banda.

La latencia es el tiempo transcurrido entre que un evento se produce en un lado de la comunicación y este llega al otro extremo. Un ejemplo de esto son los juegos de ordenador en los que varios jugadores interactúan simultáneamente. No puede haber mucho retardo en las comunicaciones o las interacciones entre los jugadores se verán penalizadas. En este caso decimos que las comunicaciones 5G son de baja latencia, o sea, que lo que se transmite entre un extremo y el otro de la comunicación es en tiempo real. Esto es ideal para las aplicaciones que requieren una interacción muy rápida entre las dos partes que se comunican.

———

La conexión 5G expande las posibilidades de la salud digital en la atención remota a los pacientes.

Pero ahora debemos preguntarnos ¿y todo esto para qué sirve y cómo ayuda en el mundo de la salud? Actualmente hay una amplia gama de aplicaciones que se están desarrollando para usar estas nuevas posibilidades que nos da la tecnología.

Un ejemplo de uso es la colaboración entre cirujanos localizados en sitios distintos, en comunicación con 5G y realidad virtual. El cirujano que no está presente en el quirófano puede, mediante esta tecnología, ver, oír e interactuar con sus colegas como si se encontrara en la misma sala, gracias a unas gafas de realidad virtual conectadas por 5G. En el futuro, si unimos esta tecnología a la de los robots que permiten operar a un paciente, el cirujano desplazado podrá participar de una forma activa en la operación.

Otro ejemplo es lo que ocurre en las emergencias sanitarias, donde necesariamente los profesionales sanitarios y de emergencias se encuentran en movimiento constantemente. La ambulancia conectada por 5G al hospital abre un abanico de posibilidades médicas de forma que los profesionales sanitarios desplazados puedan enviar imágenes o vídeos (procedentes, por ejemplo, de un aparato de ecografía) al hospital y recibir resultados y diagnósticos mucho más rápidamente, lo que ayuda a su labor sobre el terreno.

Otro campo de uso del 5G se abre con la comunicación de los *wearables* comentados. La conexión con 5G de los *wearables* les permite transmitir mucha más información del paciente monitorizado y en tiempo real.

Por su parte, la realidad virtual y el uso de vídeo en tres dimensiones unidos al 5G tiene múltiples aplicaciones en la docencia del personal sanitario. Y es que la combinación del 5G y la realidad virtual tiene todo el sentido ya que la interacción de extremos donde se usa realidad virtual solo es posible si disponemos del alto ancho de banda y la baja latencia que tiene la 5G. Otro caso de uso de esto es en las terapias de rehabilitación cognitiva.

Realidad virtual y realidad aumentada

Para definir la realidad virtual no necesitamos decir mucho más que decir que su propio nombre, la realidad virtual consiste en que unos dispositivos nos trasladan a otra realidad. Pero ¿cómo puede ser eso posible? Muy simple. Básicamente, haciéndose cargo de nuestros sentidos. De los cinco, los seres humanos somos muy dependientes de la vista y el oído, más desarrollados que el gusto, el olfato o el tacto. Así que lo primero es ponernos unas buenas gafas que no nos dejen ver nada que no proyecten ellas y unos auriculares con cancelación de ruido que tampoco nos dejen oír nada más. De esta manera, lo que se proyecte a través de las gafas y lo que se oiga por los auriculares se habrá convertido en nuestra realidad. Por ahora, se ha llegado solo un paso más con el tacto (aquí hacen falta aparatos más sofisticados como trajes de realidad virtual) o controlar los olores que se propagan en un espacio para manipular nuestro sentido del olfato. Esta tecnología ya se puede encontrar en los centros comerciales al alcance del público.

Y ¿qué aplicaciones tiene esto en el mundo de la salud? Increíblemente, muchas. La primera ya la mencionamos en este libro cuando hablamos de 5G y es permitir a un profesional sanitario entrar en un proceso médico remoto, como una operación quirúrgica. En un futuro no tan lejano, el mejor especialista en cirugía de reconstrucción facial operará en el mismo día a pacientes en los cinco continentes desde el quirófano de su hospital, gracias a tecnologías como la realidad virtual y los robots quirúrgicos.

—

Visualízalo. Gíralo. Céntralo. Rótalo. Amplíalo. La realidad virtual y aumentada dará a los profesionales sanitarios un acceso a las imágenes del cuerpo humano como nunca se ha tenido antes.

Pero no nos fijemos solo en los usos complejos que podemos aprovechar de la realdad virtual, antes de llegar a eso han aparecido ya aplicaciones menos complejas que se pueden emplear en el mundo de la docencia médica. Imaginemos un estudiante de anatomía patológica. Se acabó lo de ver fotografías en dos dimensiones en los libros de texto. Con la realidad virtual podrá verlo en tres dimensiones, apartar capas, ampliar o reducir, entrar a un órgano concreto, girarlo, voltearlo, ampliarlo hasta llegar a su estructura celular, etc., un viaje por el cuerpo humano impensable en el mundo en dos dimensiones o en la mera disección de tejidos muertos. Otra versión de este tipo de aplicación es aplicable al diagnóstico, gracias a las potentes imágenes y vídeos en tres dimensiones que son capaces de captar los equipos de diagnóstico actuales.

En el caso de la realidad aumentada, damos un paso más. Lo que hacen unas gafas de realidad aumentada es combinar una imagen virtual con otra imagen que estamos viendo de verdad: superpone ambas imágenes. Por ejemplo, una persona que no está en la habitación en la que nos encontramos, aparece en ella gracias a unas gafas de realidad aumentada. Y, por supuesto, podremos oírla con nuestros auriculares.

Entre las aplicaciones de la realidad aumentada en salud hay actualmente experiencias relacionadas con las terapias cognitivas, como el tratamiento de fobias y trastornos mentales, tratamiento del autismo, ayuda a los profesionales sanitarios a localizar elementos del cuerpo humano (como las venas) o terapias para corregir la visión funcional.

Blockchain

Pocas tecnologías han hecho correr más ríos de tinta en los últimos años que *blockchain* y sus múltiples aplicaciones en el mundo digital, como las criptomonedas (Bitcoin, etc.), los NFT y otras múltiples ideas que nos obligan a estar al día de los más variados e imaginativos artilugios digitales. ¿Encontraremos también aplicaciones en salud digital?

Pero, en primer lugar, ¿qué es *blockchain*? Puedes encontrar en internet docenas de definiciones, pero creemos que la clave de todas ellas es que *blockchain* es una cuestión de confianza. Básicamente, existe, de forma compartida y descentralizada en internet, un *libro* en el que apuntar cosas. Y ese *libro* digital tiene tres reglas muy sencillas e inmutables: todo el mundo puede apuntar en él, todo el mundo puede ver lo que se apunta y nada de lo que se apunta se puede borrar. Todo el mundo que lo usa confía en que esas tres reglas se cumplen. Así de sencillo: se crea un mecanismo de confianza como tantos otros que hemos creado los seres humanos. Al fin al cabo, el dinero y las entidades financieras son otro mecanismo de confianza. Todos confiamos en que tenemos un dinero que no hemos visto en nuestro banco (hoy en día la inmensa mayoría del dinero es digital) y esta confianza está depositada en unas entidades financieras y en unas entidades regulatorias, los Estados, que han emitido ese dinero y tienen controladas a las entidades financieras. Pues bien, *blockchain* es lo mismo, pero sin bancos y sin Estados. Simplemente se confía en que internet, a través de un mecanismo informático descentralizado y seguro, va a mantener el libro inalterado con las tres reglas mencionadas. Dejamos de confiar en el Estado para confiar en una tecnología que, en realidad, no entendemos.

A la postre, *blockchain* no deja de ser una gran base de datos compartida y descentralizada en la que se apuntan cosas. Y las cosas que se apuntan dan lugar a las aplicaciones de *blockchain*: si apuntas transacciones económicas, das lugar a las criptomonedas, como Bitcoin y similares. Si apuntas datos de individuos, das lugar a las identidades digitales. Si apuntas acuerdos entre dos partes, das lugar a los contratos digitales. Si apuntas qué servicio o bien ha sido entregado a quién, das lugar a aplicaciones en el campo de la logística. Si apuntas qué obra de arte digital pertenece a quién, das lugar a los NTF (*non fungible token*), que no dejan de ser títulos de propiedad digitales. Todo esto ha generado conceptos paraguas como el de la Web3, que pretende ser la evolución de internet hacia un nuevo modelo de uso y de utilidades. Pero también hay mucha desconfianza, porque no son pocas las estafas han surgido para engañar a colectivos, como los inversores, al amparo de modas como la de las criptomonedas.

¿Qué aplicaciones pueden preverse para *blockchain* en salud digital? Una de los más evidentes tiene que ver con la logística y trazabilidad de los medicamentos. Los medicamentos cumplen una legislación muy estricta en cuanto a llevarse un registro por las empresas involucradas de qué lotes se han fabricado, por qué manos han pasado y a qué pacientes han sido entregados. Esto implica bases de datos muy seguras en todas las empresas implicadas, así como comunicación entre las mismas. *Blockchain* puede simplificar este proceso convirtiéndose en la base de datos distribuida única de este proceso.

Hemos dedicado en este libro un espacio importante a hablar de la historia clínica electrónica y la interoperabilidad de los datos sanitarios. Imaginemos que unimos a *blockchain* un potente mecanismo de cifrado y todos los prestadores sanitarios escriben en ese *libro compartido* en internet la historia clínica electrónica de los pacientes, en un formato previamente acordado. Se acabaron, de un plumazo, los problemas de interoperabilidad entre las historias clínicas electrónicas de los distintos prestadores, así como el acceso de los pacientes a su historial. Todos los datos de salud estarían centralizados en *blockchain* (que es lo mismo que decir que estarían distribuidos y respaldados por todo el mundo) y un sistema de cifrado daría al paciente el acceso y el control total de sus datos. Algunas empresas estadounidenses, como Synerio[1], en una sanidad muy fragmentada como la suya, basan en esto su modelo de negocio.

Igualmente podríamos llegar a imaginar en lo relativo a la información genética de los individuos. Registrada en *blockchain*, sería consultable por quien decidiera el paciente y, convenientemente anonimizada, ser utilizada por organismos de investigación de todo el mundo en el desarrollo científico. O la información procedente de nuestros teléfonos móviles y *wearables*. Hay iniciativas que proponen incluso que estos datos de los pacientes se registren en *blockchain* directamente desde el dispositivo y permanezcan en poder del paciente que podría monetizarlos a la hora de entregarlos a una compañía que los necesitase (para un estudio clínico, por ejemplo), al contrario de lo que pasa actualmente, donde son las compañías las que se apropian de estos datos y los monetizan sin beneficio para el paciente, amparados en los interminables avisos legales de sus servicios.

Por supuesto, en todo esto aún existe una problemática latente que tiene que ver con la privacidad y la propiedad de los datos, y que nos devuelve al problema inicial de la confianza. Hoy en día, quizás un tanto dispersos, mis datos de salud están en las bases de datos del servicio regional de salud de la Consejería de Sanidad de mi comunidad autónoma; en las de algunos prestadores dc salud privados y en una aseguradora. Sin duda, no están muy integrados (no están nada integrados, en realidad), pero confiamos en la salvaguarda de nuestra privacidad, la seguridad de los datos y su buen uso, confianza basada en la legislación europea y en que el Gobierno español obliga a estas entidades a su cumplimiento. En el mundo de *blockchain* esto desaparece y uno tiene ya que confiar en otra cosa que no es una institución; aunque esto no parece que esté siendo obstáculo para que muchas personas pongan su dinero en los instrumentos financieros derivados de *blockchain*.

Localización de pacientes

Hoy en día vivimos rodeados de comunicaciones, unas que siguen teniendo que ver con medios materiales (cables de cobre y fibra óptica) y otros que tienen que ver con ondas electromagnéticas, comúnmente wifi, *bluetooth* o satelitales. Y es curioso ver cómo estas últimas sirven para interesantes aplicaciones dentro de la salud digital.

Comenzando con las comunicaciones *bluetooth*, típicamente utilizadas para conectar el ratón o los auriculares inalámbricos, se han desarrollado sistemas de localización de personas y activos. Básicamente, se trata de colocar en los techos de los hospitales o residencias unos dispositivos de emisión y recepción de estas señales (dispositivos denominados balizas). Luego se le proporciona a la persona que se quiere localizar con un dispositivo pequeño, una pulsera o un colgante, denominado *tag*. Estos dos dispositivos permiten que la persona esté localizada en todo momento dentro de un edificio, igual que en el exterior de un edificio se nos puede localizar por GPS.

Esta tecnología tiene importantes utilidades como tener localizados a los pacientes que están ingresados, en urgencias, o a activos críticos del hospital, lo que permite al hospital incrementar la eficacia de sus procesos. Por ejemplo, la empresa española MySphera[2] ha desarrollado sistemas para optimizar los procesos del hospital en las áreas de cirugía. A los pacientes ingresados se les dota de esta pulsera de localización y están en todo momento controlados. Se mide el tiempo que el paciente permanece en cada paso del proceso quirúrgico: espera, preoperatorio, quirófano, posoperatorio..., y esto permite optimizar el proceso y utilizar el mismo quirófano para más pacientes, al eliminar tiempos inactivos. También permite tener un sistema de información para que los familiares de los pacientes sepan dónde está. Este sistema también se ha aplicado a las urgencias hospitalarias y a las residencias de mayores para tenerlos controlados.

De la misma forma que se localiza a pacientes, también se puede localizar a activos del hospital. Muchas veces localizar dónde se encuentra una bomba de infusión en un hospital puede ser una tarea costosa en tiempo. El profesional sanitario gasta un tiempo valioso que podía dedicar a atender a los pacientes y, si se tiene que pedir a un celador que lo busque, se gasta el tiempo del celador. Con estos activos localizados mediante un *tag bluetooth*, la tarea se simplifica y se gana en eficacia del proceso.

Estas tecnologías de localización también se han aplicado a la comodidad de los pacientes en el acceso a los recursos sanitarios del hospital. Pensemos en su integración con un sistema de cita previa como los descritos anteriormente. El paciente podría estar en su casa, con una aplicación que lo tiene localizado por GPS y, acercándose la hora de la visita, recibir un aviso de que es el momento de salir hacia el centro. Durante el recorrido, la aplicación puede guiarle por un mapa e, incluso, sugerir el aparcamiento más oportuno. Y, una vez en el centro, sería posible que las mismas funciones de localización *bluetooth*, aplicadas al teléfono móvil, pueden servir para guiarlo en el interior del edificio hasta la puerta de la consulta, y avisar también al sistema del centro de su presencia.

Tanto las tecnologías *bluetooth* como wifi se han utilizado también en el seguimiento de mayores en su domicilio. En este caso, se trata de que los seres humanos, por el mero hecho de movernos, causamos variaciones en el flujo de las ondas electromagnéticas. Y estas variaciones pueden ser captadas y analizadas, por lo que se convierten en un sensor de movimiento en nuestro hogar. Con ello, un programa de ordenador puede detectar si una persona mayor (por ejemplo, que vive sola) se ha levantado o no de la cama y está siguiendo sus rutinas habituales en el domicilio, pudiendo avisar a los servicios sociales o a los familiares en caso necesario.

2. *Big data* y salud digital

Concepto de *big data*

El concepto de *big data* va de acumular datos. Muchos datos. Tampoco es que esto sea algo muy nuevo. A medida que las empresas e instituciones empezaron a informatizar sus procesos en los años sesenta y setenta del siglo pasado, se dieron cuenta de que de los datos que almacenaban de esos procesos se podían sacar informaciones valiosas sobre los procesos y los negocios —en el caso de las organizaciones sanitarias, también sobre la salud de los pacientes—. Surge entonces toda una industria que tiene que ver con «hacer informes». Esta industria se transforma en los años noventa con la incorporación del concepto de *data warehouse*, donde nuevas herramientas informáticas permiten que se agreguen los datos de toda la organización a gigantescas bases de datos con estructuras multidimensionales, lo que abrió un nuevo campo a la posibilidad de obtener conocimientos valiosos a partir de los datos almacenados.

Pero las empresas y las instituciones continuaron acumulando más y más datos, y pronto vieron que la carrera para organizarlos en estructuras era un esfuerzo excesivo. Entonces, en la década de 2010, se popularizó un nuevo concepto: *big data*. Básicamente, la tecnología viene a ayudarnos a manejar cada vez mayores cantidades de datos pero que ya no los estructuramos nosotros, sino que simplemente se acumulan en crudo, de forma masiva, para que una nueva generación de herramientas sea capaz de sacarles valor a partir de técnicas de estadística inductiva y conceptos de identificación de sistemas no lineales. El *big data* es el origen también de uno de los componentes básicos de lo que más adelante trataremos en este libro, la inteligencia artificial.

Estructuración de los datos de salud

En la era del *big data,* el grado de estructuración de los datos almacenados es crucial. Si nos trasladamos al campo de la historia clínica electrónica, podemos ver cómo la estructuración de los datos ha evolucionado. Al principio los médicos escribían notas en papel para cada uno de sus pacientes, pero a medida que la práctica clínica se hacía más compleja, los datos empezaron a estructurarse de manera más formal y los médicos, sin usar herramientas informáticas todavía, comenzaron a clasificar los datos demográficos básicos, como la fecha de nacimiento, el sexo, el domicilio, etc., de forma más estructurada.

Con la llegada de la historia clínica electrónica, los datos nacieron estructurados y se organizaron en categorías que tenían sentido en la práctica clínica, como pacientes, consultas o episodios. Sin embargo, aunque los pacientes fueron clasificados y se registró la información de sus consultas, los profesionales sanitarios que se dedicaban más a la elaboración de informes pronto se dieron cuenta de que no podían obtener información valiosa agregada de todos ellos. Por ejemplo: ¿cuántos pacientes con diabetes hay en mi distrito? ¿Y qué porcentaje del total representan? El problema era que los médicos registraban los datos de las consultas (síntomas, patologías, tratamientos, etc.) en texto libre, lo que hacía imposible buscar conceptos médicos específicos en los mismos. Esto marcó la diferencia entre los datos no estructurados (por ejemplo, la simple hoja de papel), los datos semiestructurados (la historia clínica electrónica con campos de texto) y los datos estructurados, en los que los profesionales sanitarios acuerdan el uso de vocabularios comunes, sintaxis y semántica homogéneos para almacenar la información. Esta estructuración permite que los datos sean explotados y proporciona información valiosa para la toma de decisiones en el campo de la atención sanitaria.

En el campo de la medicina, se han realizado varios intentos para estructurar los datos sanitarios. Entre los más extendidos se encuentran la Clasificación Internacional de Enfermedades (CIE), con varias versiones como la CIE-9 o la CIE-10 publicadas por la Organización Mundial de la Salud, o Systematized Nomenclature of Medicine-Clinical Terms (SNOMED CT), un estándar internacional, para la clasificación de enfermedades y síntomas, distribuido por la International Health Terminology Standards Development Organization (IHTSDO). Para la codificación de medicamentos también existen otros estándares, como la Identification of Medicinal Products (IDMP) compuesta por las Internacional Organization for Standardization (ISO) 11615, 11616, 11238, 11239 y 11240; y para los resultados de laboratorio médico, se utiliza el Logical Observation Identifiers Names and Codes (LOINC).

En resumen, si se quiere agregar información utilizando *big data*, es esencial que los datos que se manejen tengan el mismo significado y se expresen de la misma manera. Por lo tanto, los sistemas de codificación de todo lo que nos pasa (síntomas, patologías, medicamentos, etcétera) son de vital importancia.

Interoperabilidad de los datos sanitarios

La interoperabilidad de los datos sanitarios es esencial para garantizar el correcto intercambio de información entre sistemas sanitarios y la consolidación homogénea de los mismos en una base de datos común. Sin embargo, compartir códigos médicos no es suficiente para lograr una comunicación efectiva y segura entre los sistemas de información médicos. Para ello, se deben cumplir una serie de reglas, que se engloban en el concepto de interoperabilidad. Según la definición de la Sociedad de Sistemas de Gestión e Información Sanitaria (Healthcare Information and Management Systems Society [HIMSS]): «la interoperabilidad es la capacidad de diferentes sistemas de información, dispositivos o aplicaciones para conectarse, de manera coordinada, dentro y fuera de los límites de la organización para acceder, intercambiar y utilizar cooperativamente los datos entre las partes interesadas, con el objetivo de optimizar la salud de las personas y las poblaciones. Las arquitecturas y estándares de intercambio de datos de salud permiten que los datos relevantes se compartan de manera efectiva y segura en todo el espectro de atención, en todos los entornos aplicables y con las partes interesadas relevantes».

——

La interoperabilidad del dato sanitario pasa por cinco niveles: técnico, sintáctico, semántico, organizativo y de calidad del dato.

Ahora bien, ¿es suficiente con que los códigos médicos sean compartidos para que los sistemas de información médicos puedan comunicarse? ¿Y para que vuelquen su información en almacenes de datos comunes como los de *big data*? En realidad, la interoperabilidad debe darse a lo largo de cinco niveles de la cadena que enumeramos a continuación:

- **Nivel 1: técnico.** El primer nivel es de carácter técnico y se basa en el intercambio de bits, pero debe seguir estándares de comunicación como las comunicaciones IP. Los estándares más extendidos en las comunicaciones entre ordenadores son: XML, SOA, TCP/IP y *web services*.
- **Nivel 2: sintáctico.** El segundo nivel tiene que ver con el intercambio de documentos clínicos, que se organizan en mensajes con significado médico. Por ejemplo, el resultado de un análisis o de una exploración médica. Para este fin, se han desarrollado diferentes estándares, siendo el más conocido y extendido el HL7. Este estándar proporciona un lenguaje para los datos clínicos, como pruebas diagnósticas, alergias, procedimientos médicos, resultados de laboratorio, etc., para que los datos puedan intercambiarse entre las historias clínicas de los pacientes, sin ambigüedad ni riesgo de mala interpretación.

Asociado a HL7 surge otro estándar, Fast Healthcare Interoperability Resources (FHIR), desarrollado por la misma organización que HL7, que expande el concepto de los mensajes a entidades de orden superior, conocidas como «recursos». Estos recursos son versiones en lenguaje XML de mensajes, documentos y servicios, así como su codificación para la comunicación por el protocolo REST.

Otro estándar de comunicación popular en este nivel es Digital Imaging and Communication In Medicine (DICOM). Este estándar está más orientado a la transmisión de ficheros que tienen una estructura interna en la que se pueden guardar imágenes, como las procedentes de una radiografía, un TAC, etc.

- **Nivel 3: semántico.** Cuando llegamos al nivel tres de la interoperabilidad ya no tratamos tanto el campo de la sintaxis (que podemos asociar al nivel dos), sino el de la semántica. Es aquí donde entran en juego los estándares de codificación de la información como CIE y SNOMED CT para garantizar la coherencia en el significado de los datos intercambiados.

- **Nivel 4: organizativo.** Una vez alcanzada la interoperabilidad técnica, sintáctica y semántica, sería un error que pretendiésemos que hemos solventado el problema de intercambiar o agrupar datos de salud. Se debe garantizar que los conceptos tengan el mismo significado para los distintos profesionales sanitarios que utilizan un estándar común de codificación. Por ejemplo, no sirve de mucho una codificación común si una determinada dolencia se ha codificado de forma diferente en diferentes hospitales. Hablamos aquí, por lo tanto, de una interoperabilidad organizativa.

- **Nivel 5: calidad del dato.** Por último, el quinto nivel de la interoperabilidad tiene que ver con la calidad del dato. No tiene sentido que seamos capaces de poner todos los niveles anteriores en marcha, si los profesionales sanitarios no se disciplinan en la tarea de codificar, y codificar correctamente, los datos de los pacientes para garantizar la calidad del dato origen. Esta es una tarea fundamental que tiene que ver con la formación, e incluso con la ética profesional, y que muchas veces se olvida a la hora de desarrollar una aplicación de *big data* para el entorno sanitario: no por tener datos, los datos son verdad. La calidad del dato origen es fundamental para obtener valor en los resultados obtenidos del *big data*.

Gobernanza de datos sanitarios

En la medida en que las organizaciones manejan cada vez más y más datos, es fundamental garantizar la calidad de su tratamiento durante todo el ciclo de vida de estos. Los procesos de gestión de los datos buscan asegurar que estos tengan cualidades como disponibilidad, usabilidad, consistencia, integridad y seguridad. Para lograr esto, las empresas y las organizaciones han creado áreas específicas encargadas de esta labor conocida como gobernanza de datos. Los administradores de datos son los encargados de poner en marcha esta gobernanza.

Esta área está estrechamente relacionada con la seguridad y privacidad de los datos, ya que el tratamiento de estos es una cuestión clave para las organizaciones y altamente regulada por las instituciones. En este sentido, los administradores de datos deben garantizar el cumplimiento de las normativas vigentes y tomar medidas para proteger la información sensible de posibles vulneraciones. De esta manera, la gobernanza de datos se convierte en un elemento clave para asegurar la confianza de los usuarios y la calidad de los servicios ofrecidos por las organizaciones en el sector de la salud.

Aplicaciones de *big data* al entorno sanitario

La existencia de grandes bases de datos consistentes y homogéneas, con información accesible y explotable de los pacientes y la prestación sanitaria, puede beneficiar a todos los campos clínicos y de gestión. Esta información es clave tanto para el avance científico como para mejorar la gestión del sistema sanitario y construir de forma sólida la Medicina 5P, personalizada, participativa, preventiva, predictiva y poblacional, de la que hablamos anteriormente.

Uno de los campos donde se pueden aprovechar las capacidades del *big data* es la medicina poblacional, una parte de la medicina preventiva dedicada a analizar grandes grupos humanos en su conjunto para evaluar patrones y anticipar enfermedades. En el pasado, esta rama de la medicina se centraba en seleccionar un grupo de personas representantes de la población estudiada, tomar datos sobre ellos y extrapolar los resultados al conjunto del grupo estudiado. Con *big data* esto no es necesario porque podemos disponer de la totalidad de los datos de toda la población analizada en el análisis que realizar, ganando en certidumbre sobre los resultados obtenidos.

La medicina preventiva también se beneficia de la información que le aporta *big data*. Tener los datos de toda la población permite diseñar medidas más precisas a la hora de desarrollar, por ejemplo, campañas de salud ambiental o laboral. O de poner en marcha recursos educativos en salud. Este es también el campo donde se encuentra lo necesario para la prevención y seguimiento de pandemias: con la información que proporciona *big data* se pueden establecer patrones de progresión de la enfermedad y tomar medidas de control en consecuencia.

Vivimos cada vez más en un mundo de datos. Su agrupación, agregación y explotación no es solo una necesidad para la eficiencia del sistema, sino también una oportunidad para el avance científico.

Otro ámbito de aplicación lo encontramos en el diseño de nuevos tratamientos, ya que permite obtener información de la eficacia del tratamiento y de los posibles efectos secundarios que esté causando y esta información es especialmente importante cuando un fármaco está en sus fases finales de aprobación o en sus fases iniciales de comercialización. En cierto modo, las técnicas de *big data* pueden superar el corsé del ensayo clínico, para tomar datos del mundo real y obtener una segunda visión del efecto de la introducción de una terapia.

También el *big data* es el vehículo necesario para recabar todos los datos que generan los pacientes a partir de sus teléfonos móviles y *wearables* y almacenarlos junto con los datos de las historias clínicas electrónicas. El correcto tratamiento de estos datos específicos de los pacientes permite afinar las terapias y dar cabida a la medicina personalizada.

Por último, y como prolegómeno del siguiente apartado, vamos a ver cómo el *big data*, además, aporta también estos datos necesarios que los pacientes generan para alimentar los algoritmos de la inteligencia artificial, una tecnología que está revolucionado el conocimiento y la capacidad de actuación médica que tenemos sobre nosotros mismos. La aplicación de la inteligencia artificial en salud es imposible sin estos datos. Datos de calidad para alimentar a los algoritmos.

3. Inteligencia artificial y salud digital

En el mundo de la tecnología y la salud digital, la inteligencia artificial (IA) es sin duda uno de los temas más candentes en la actualidad. Pero ¿qué ha provocado esta revolución? ¿Qué promesas nos hace y cuáles son los riesgos asociados? Para responder a estas preguntas es importante empezar por entender qué es la IA.

La IA es una rama de las ciencias de la computación que se basa en el desarrollo de algoritmos que imitan, simulan o se comporta como una persona racional a la hora de resolver problemas intelectuales concretos. Sin embargo, no está caracterizada por la capacidad de pensamiento abstracto (basada en el lenguaje, y un tanto caótica) que tenemos los seres humanos. Los programas de ordenador no son considerados inteligentes en el sentido humano del término, si no que han sido desarrollados algoritmos de IA que son capaces de resolver problemas específicos con mayor eficacia que los seres humanos. Por ejemplo, existen algoritmos de IA que son capaces de jugar al ajedrez mejor que los mejores jugadores del mundo, pero no pueden discutir sobre otros temas, ni tan siquiera de ajedrez.

Es importante destacar que la IA no es algo nuevo, el término fue acuñado en 1956 y desde entonces han avanzado mucho el desarrollo y la investigación en este campo. Ya en 1974, el médico y científico informático estadounidense, Edward Shortliffe, escribió su tesis con MYCIN, uno de los sistemas expertos más conocidos de la época. Este sistema era el programa de IA de entonces y ayudaba a los profesionales sanitarios en el diagnóstico y tratamiento de infecciones en la sangre. Entonces, ¿por qué no se ha usado más antes? ¿Por qué es ahora cuando está de moda? La respuesta es simple. Aunque ha habido mucho desarrollo en el campo de la IA, ha habido poca aplicación práctica hasta los últimos años. Ha sido en la última década cuando se ha producido un salto cualitativo en este sentido. Esto se debe, en parte, a la popularización de teorías matemáticas ya conocidas, como el *machine learning* o el *deep learning*, que permiten simular ecuaciones no diferenciales mediante operaciones sucesivas con matrices matemáticas. Además, el uso de elementos de computación específicos para el entrenamiento de algoritmos de IA, como las Graphics Processing Unit *(*GPU), se ha popularizado gracias a su reducción de costes. A su vez, el lenguaje de programación Python y librerías de *software* de IA como Pandas, Numpy, SciPy, Scikit-learn, Matplotlib y TensorFlow se ofrecen de manera gratuita, reduciendo la barrera de entrada para particulares, *startups* y empresas que deseen desarrollar aplicaciones prácticas de la IA.

—

La inteligencia artificial ni es algo nuevo, ni tiene que ver con que una máquina vaya a pensar como lo hace un ser humano.

Vamos a ver cómo estos avances tecnológicos, junto con la disponibilidad de grandes cantidades de datos, ordenadores potentes y librerías de IA, son la base de la aplicación de esta tecnología en el sector salud.

Un ejemplo de la inteligencia artificial aplicada a la salud

La inteligencia artificial y el desarrollo de aplicaciones de *deep learning* y *machine learning* aplicadas a la salud pueden producir resultados notables. Veamos un ejemplo de ello, el diagnóstico de una enfermedad, como el cáncer de pulmón, utilizando una historia clínica electrónica con miles o cientos de miles de radiografías.

Para lograr esto, primero se debe convertir toda la información a un formato digital, incluyendo la información del paciente, la radiografía y, por último, el diagnóstico del especialista sobre la radiografía realizada. Esto crea un conjunto de datos enorme que se utilizan para entrenar un algoritmo de inteligencia artificial o *machine learning*.

El primer paso es separar el conjunto de datos en aquellos que se usarán para el entrenamiento del algoritmo, de los datos de control, que se usarán para comprobar que el algoritmo funciona correctamente, esto es, acierta con el diagnóstico.

Luego, los científicos de datos analizan en profundidad los mismos, seleccionando atributos relevantes y normalizando los mismos ya que esto permite un mejor funcionamiento de los algoritmos.

El proceso de entrenar al algoritmo consiste en decirle al algoritmo cuáles son las entradas (los datos del paciente y la radiografía) y cuál es la salida (el diagnóstico) de todos los datos anteriores, y permitirle ajustar sus parámetros internos para acertar en el diagnóstico. Esto no se consigue a la primera, sino que se va afinando la selección del algoritmo y los parámetros de entrada hasta que se alcanzar una precisión similar a la de un especialista del ramo.

Por último, el algoritmo entrenado y configurado se prueba con los datos de control que reservamos al principio del proceso y se estudia su fiabilidad.

Este proceso, que en la realidad es mucho más complejo de lo que describimos aquí, lleva meses de trabajo a equipos de médicos, matemáticos, científicos de datos, informáticos y otras especialidades para obtener este algoritmo tan preciso.

Beneficios de la inteligencia artificial en salud

Con lo expuesto hasta ahora, podemos entender los increíbles beneficios que la IA puede ofrecer en el ámbito del diagnóstico médico. Un algoritmo como el planteado en el ejemplo anterior se convierte en una herramienta muy útil en cualquier servicio de oncología. No se trata en absoluto de sustituir al médico en su ejercicio de diagnóstico por un programa de ordenador. Se trata de hacer al equipo más productivo. La IA en el diagnóstico puede utilizarse como un primer nivel a la hora de analizar los resultados de las pruebas, lo que resulta útil para descartar los casos claramente negativos y para dirigir los casos positivos o dudosos al equipo médico. También sirve como segunda opinión o para obtener un diagnóstico preliminar en grandes poblaciones de personas sin la necesidad de la participación de un equipo de expertos. Todo esto lleva a más tratamientos para más personas con los mismos recursos.

La inteligencia artificial: un aliado de la investigación científica

Una vez que se han modelado los datos y se ha trabajado el algoritmo, es posible descubrir cosas que, *a priori*, los médicos no ven a simple vista. Esto se debe a que, a menudo, los especialistas no están interesados en buscar información más allá del objetivo principal de la prueba. Un ejemplo de ello es la aplicación de la inteligencia artificial al análisis de retinografías del fondo de ojo, gracias a la cual se han logrado avances significativos en el diagnóstico de enfermedades oculares. También se descubrió que el algoritmo era capaz de distinguir el sexo de la persona tratada.

Lo más interesante es que el algoritmo puede ser utilizado para descubrir información estadísticamente demostrable que no está en el conocimiento científico actual. Por ejemplo, en Estados Unidos se ha utilizado la inteligencia artificial para diagnosticar, a partir de radiografías de pulmón, si una persona es de color o no. Aunque en principio esto pueda parecer poco relevante, en realidad es un descubrimiento importante porque demuestra que el algoritmo es capaz de detectar patrones que no son perceptibles a simple vista.

Imaginemos un equipo de cardiólogos que desarrolla un algoritmo de inteligencia artificial para el diagnóstico de una enfermedad cardiaca a partir de los resultados de un electrocardiograma. Si ese equipo tiene acceso a una gran cantidad de datos, incluyendo los electrocardiogramas de personas que estaban sanas dos años antes de desarrollar la enfermedad, puede utilizar el algoritmo para buscar patrones en los resultados de las pruebas de dos años de antigüedad. Si el algoritmo es capaz de diagnosticar la enfermedad en esos resultados, eso significa que el equipo ha encontrado un método para detectar la enfermedad antes de que se desarrolle, lo cual es un gran avance en la medicina. En esto ha sido pionero el hospital de La Princesa de Madrid.

El campo que se abre con esto para la investigación científica es enorme y solo depende de un factor para poderlo poner en práctica: tener los datos. Con potentes bases de datos agregadas de información médica y pruebas diagnósticas de los pacientes, ayudados por la IA, la ciencia médica puede dar un paso de gigante en el diagnóstico anticipado y gestión del tratamiento de los pacientes como nunca ha ocurrido. Y es por esto por lo que este es el tema de más candente actualidad en el mundo de la tecnología y la salud digital actualmente.

Inconvenientes y riesgos de la inteligencia artificial en salud

Por supuesto, ahora debemos darnos un paseo por el reverso tenebroso de la inteligencia artificial. No, no se va a dar el caso de que el algoritmo se rebele y atente contra nuestra supremacía. Lógicamente, es algo más sutil que todo eso.

La falta de explicabilidad y los sesgos son los principales inconvenientes que tiene la inteligencia artificial hoy en día.

El primer inconveniente que encontramos en el uso de la inteligencia artificial es a la hora de explicar la secuencia lógica de deducciones que esta realiza para alcanzar su objetivo. Volvamos al ejemplo en el que un algoritmo era capaz de determinar el sexo de una persona a partir de una retinografía del fondo de ojo. Lo que está perfectamente demostrado es que lo hace y lo hace bien en un alto porcentaje de los casos. Para eso tienes datos de prueba, grupos de control..., el algoritmo no falla. Ahora bien, ¿qué es lo que ve el algoritmo que nosotros no vemos? Aún no lo sabemos. Básicamente, el algoritmo es una sucesión de operaciones algebraicas con matrices numéricas, y los parámetros que ha configurado en su aprendizaje son coeficientes de dichas operaciones matemáticas, pero ninguno puede decirnos, individual o colectivamente, qué es lo que ve el algoritmo. Los algoritmos de inteligencia artificial, como poco inteligentes que son, no se saben explicar. Por supuesto, hay expertos en computación artificial para investigarlo, troceando el proceso, la retinografía, el algoritmo..., pero esto es una investigación adicional, incluso puede que más compleja que la que nos ha llevado a encontrar el propio algoritmo.

El segundo inconveniente cuando hablamos de las aplicaciones de la inteligencia artificial tiene que ver con los llamados «sesgos». Salgamos un momento del campo de la salud e imaginemos que se desarrolla un algoritmo de inteligencia artificial para el reconocimiento de caras en una empresa. Se trata de que se pueda identificar al individuo a partir de una fotografía o imagen tomada por una cámara utilizando una base datos con rostros de personas archivados. Esto tiene evidentes aplicaciones en el campo de la seguridad, por ejemplo, en un control de accesos. Alimentamos a nuestro algoritmo con muchísimas imágenes, comprobamos que funciona y lo ponemos a trabajar. Y, de repente, nos damos cuenta de que algo no va bien. El algoritmo falla en un número alto de ocasiones con las personas de color. ¿Qué ha pasado? ¿Hemos desarrollado un algoritmo racista? La triste respuesta es que sí. El algoritmo está configurado basándose en datos que le has proporcionado. Si en sus datos de entrada, pongamos cien mil datos, procedentes de la base de datos de empleados, solo había un pequeño porcentaje de personas de color, el algoritmo ha aprendido a identificar correctamente al grupo mayoritario, pero no es tan bueno con el minoritario, aunque, estadísticamente hablando, lo hace bien en general, con la suma de ambos grupos.

Los sesgos son un límite esencial de la inteligencia artificial y, como veremos en el siguiente apartado, tienen importantes implicaciones en el ámbito de la ética. Nos llevan a la necesidad de tener conjuntos de datos lo suficientemente representativos de todos los grupos humanos que queremos tratar, siempre que sus diferencias tengan influencia en el resultado del algoritmo. Y, como ya hemos visto anteriormente, esto no siempre es fácil de determinar, porque muchas veces no sabemos lo influye o no en dicho resultado. Podemos estar pensando que hacemos un algoritmo que es capaz de determinar si existe un cáncer de pulmón a partir de una radiografía. Pero no podemos estar seguros de que lo hace igual de bien en hombres que en mujeres, si el porcentaje de radiografías de mujeres en los datos de aprendizaje es pequeño.

Ética e inteligencia artificial en salud

Después de ver estos inconvenientes, es fácil deducir que hay usos de la inteligencia artificial que pueden ser poco éticos desde un punto de vista humano. Pongamos un ejemplo.

La mayoría recordaremos el complicado debate ético, tantas veces mostrado en series, sobre el orden de las listas de espera en la sanidad estadounidense. Decidir quién debe tener prioridad sobre otros o si deben existir criterios para excluir candidatos (adicciones destructivas o enfermedades que reduzcan las posibilidades de éxito) es una cuestión muy peliaguda. Pero imaginemos que alguien puede establecer la priorización en la lista con un algoritmo que, de la forma más justa y ecuánime posible, trate de maximizar el uso de los órganos disponibles ofreciéndoselos a las personas que mejor los puedan aprovechar, maximizando la vida sana y de calidad de los receptores tras el trasplante. Una vez salvado el enorme problema de encontrar los datos necesarios para alimentar al algoritmo, tiene éxito en su misión... para encontrarse con un algoritmo que es capaz de discriminar de la lista de donaciones a colectivos como las mujeres, las personas de color, los hispanos, los homosexuales, y favorecer a los varones blancos, casados, heterosexuales y de mediana edad. Y no es que la inteligencia artificial haya sido manipulada por médicos de estas características, sino que los datos con los que la hemos entrenado contienen también las consecuencias de la historia socioeconómica de nuestra cultura. Al final, lo que parecía una buena idea ha resultado ser una idea malísima, porque éticamente no se puede dejar a un algoritmo de inteligencia artificial tomar decisiones que afecten de manera directa a la vida de las personas sin supervisión humana.

Este problema del uso ético de la inteligencia artificial, por supuesto, trasciende el campo de la salud y ya es una preocupación de las autoridades a nivel global. Tal es así que la Unión Europea publicó en 2019 su catálogo de *Directrices éticas para una IA fiable*[3], que incide en la necesidad de tres componentes para la existencia de una inteligencia artificial fiable: «a) la IA debe ser lícita, es decir, cumplir todas las leyes y reglamentos aplicables; b) ha de ser ética, de modo que se garantice el respeto de los principios y valores éticos; y c) debe ser robusta, tanto desde el punto de vista técnico como social, puesto que los sistemas de IA, incluso si las intenciones son buenas, pueden provocar daños accidentales».

Igualmente, se han publicado trabajos dedicados al componente ético de la inteligencia artificial en salud, como el informe *Inteligencia artificial ética en sanidad* realizado por la asociación DigitalES en 2022[4], y la monografía *Inteligencia artificial en el campo de la salud* publicado por la Fundación Merk Salud[5]. Las principales recomendaciones de estos escritos se concretan en seis retos o principios:

- **Transparencia y explicabilidad.** Como comentábamos, hay que conseguir algoritmos de inteligencia artificial cuyas decisiones puedan ser entendidas por el profesional y que se puedan explicar a los pacientes.

- **Privacidad.** Los datos de los pacientes son de la máxima sensibilidad y deben tratarse de forma rigurosa y responsable, respetando los motivos para los que se recaban.
- **Calidad del dato y no discriminación.** Se trata de conseguir los datos suficientes y adecuados, evitando los sesgos que favorezcan a unos colectivos frente a otros.
- **Robustez.** Los algoritmos deben tener en cuenta la seguridad y ser auditables, de forma que los resultados puedan valorarse en todo momento desde el punto de vista tanto de su eficacia como desde la ética.
- **Autonomía versus supervisión.** Hay que alcanzar un adecuado equilibrio entre la autonomía del sistema y la supervisión de profesionales que valoren los resultados.
- **Regulación versus responsabilidad.** Debe existir una regulación y estar claro el grado de responsabilidad de todos los agentes implicados en la construcción y el uso de los algoritmos.

Aplicaciones de la inteligencia artificial en salud

Como hemos comentado, la disponibilidad de los datos para entrenar a un algoritmo es hoy en día la única barrera de entrada realmente importante para que profesionales, empresas o instituciones empiecen el desarrollo de programas de investigación en inteligencia artificial. Esto ha generado la proliferación de iniciativas y, sobre todo, *startups*, que han aparecido con las más variadas ideas sobre la aplicación de la IA en salud. Por supuesto, habrá que distinguir entre las que realmente que logran este fin y las que no, pero muchas de ellas se consolidarán como importantes avances. Mencionaremos a continuación unos pocos de los más prometedores.

- **Imagen.** Todo lo que tiene que ver con la aplicación de la inteligencia artificial al diagnóstico con imagen está tan desarrollado que está a punto de alcanzar su madurez. Las radiografías, ecografías, retinografías, endoscopias, resultados de resonancias magnéticas o PET pueden ser entradas que utilicen potentes algoritmos que baten en ocasiones al juicio clínico de los profesionales sanitarios a la hora de diagnosticar una determinada patología. Esto se está trasladando a otro tipo de pruebas diagnósticas, como los electrocardiogramas, para los que ya sen creado algoritmos capaces de ayudar a los médicos en su diagnóstico y tratamiento.

- **Lenguaje oral.** Otro campo de estudio y desarrollo que se ha creado es el análisis del habla. En este caso, el dato de entrada para el algoritmo es el paciente hablando con un profesional o una máquina. Esta variedad se está aplicando en el campo de la salud mental, usando grabaciones de la voz de los pacientes en determinados ejercicios para diagnosticar y controlar enfermedades mentales, y también en el del seguimiento de pacientes, utilizando un algoritmo al otro lado de la línea telefónica para hablar con los pacientes en las llamadas de control.
- **Lenguaje escrito.** Como ya vimos en el apartado de *big* data un campo pionero en la aplicación de la inteligencia artificial a la salud fue el de la digitalización de las historias clínicas electrónicas. Aquí se trata de *leer* las historias que han sido escritas en lenguaje natural (en ordenador o manuscritas) para llegar a un grado de codificación muy necesario.
- **Genómica.** La genómica en el tratamiento del cáncer es otro campo de aplicación. En este caso se trabaja en el tratamiento del tumor a partir de su perfil molecular, con el objetivo de determinar terapias más eficaces y menos tóxicas. La inteligencia artificial ayuda a la secuenciación de los tumores (secuenciación masiva o *next generation sequencing*), detección de variantes, interpretación de resultados y la predicción de respuesta al fármaco.
- **Reproducción asistida.** En reproducción humana asistida ya existen aplicaciones de la inteligencia artificial para seleccionar embriones viables o mejorar los sistemas de incubación. Pero también se plantean sus posibles aplicaciones futuras (y no exentas de cierta polémica ética) como las pruebas genéticas preimplantacionales, orientadas a incluir en la selección de embriones criterios como evitar la transmisión de enfermedades genéticas o la edición genética.

Las HCE, la genómica y el IoT como fuentes de datos para las IA

Ahora que hemos visto las posibilidades del *big data* y cómo este proporciona la base para una nueva forma de mejorar los cuidados de los pacientes y la investigación científica gracias a la inteligencia artificial, es el momento ver qué posibilidades nos ofrece combinar el *big data* y la IA con otros desarrollos científicos y tecnológicos en marcha.

Por un lado, hemos visto la potencialidad del *big data* para agrupar grandes cantidades de historiales médicos, haciéndolos homogéneos sintáctica y semánticamente gracias a la interoperabilidad. Si en un hospital se puede desarrollar un algoritmo de inteligencia artificial entrenado con los datos de su historia clínica electrónica, ¿qué no se podrá desarrollar con los datos varios hospitales, toda una región o toda España? Una vez implantado el sistema que permite comunicar las HCE entre los distintos servicios sanitarios (públicos y privados, locales y nacionales) podrá ser una realidad el hecho de que los científicos puedan acceder a datos anonimizados de decenas de millones de personas, con toda la información demográfica, médica y de todo tipo de pruebas. El acceso a esos datos (mucha mayor cantidad de datos) permitirá el avance científico de una forma más rápida, evitará en buena medida los sesgos en los algoritmos, y hará que las enfermedades raras solo lo serán en frecuencia, pero no en conocimientos sobre ellas, y que pueda aplicarse la inteligencia artificial también para ellas.

Otra de las corrientes científicas de mayor actualidad es la genética. Y es que, desde que se secuenció el primer genoma (el código genético de una persona) en el año 2000, esta posibilidad se ha democratizado enormemente y hoy en día solo hay que abrir Google para encontrar anuncios de empresas que nos permiten obtener nuestra propia secuenciación a precios similares a los de un *smartphone*. Pues bien, la información que contiene nuestro genoma es determinante en muchas ocasiones de la existencia de enfermedades, del curso de enfermedades o de la eficacia del tratamiento para ellas.

Lo cual, enlaza directamente con el diagnóstico y con el desarrollo de fármacos personalizados. Si todos tuviésemos nuestro genoma secuenciado y asociado como un campo más en nuestra historia clínica electrónica, sin duda, el desarrollo de algoritmos que incluyese esta información abriría las puertas a nuevos descubrimientos hoy difícilmente mesurables.

Pero vayamos más allá. Además de los datos de las historias clínicas electrónicas y del genoma, hay otra tercera gran fuente de datos que podemos agregar y poner a disposición de los algoritmos. Esta es la que procede de la tecnología que nos acompaña: los teléfonos móviles o los *wearables* que llevamos dan muchísima información sobre nosotros. Y esta información puede jugar también un papel importante en el cuidado de las personas, sobre todo porque son fuentes en tiempo real más directas para prevenir determinados problemas.

La combinación de la información de salud que albergan las historias clínicas electrónicas, la información genética, y la información de los *wearables*, agrupada y organizada por el *big data,* y analizada y explotada por la inteligencia artificial, es el campo más prometedor de la salud digital a la hora de mejorar la salud y la calidad de vida de las personas.

Ahora vamos a hacer un ejercicio de «salud digital ficción»: imaginemos que el cien por cien de tu historia clínica electrónica está digitalizada, es homogénea y está almacenada de forma centralizada y a disposición de un algoritmo que revisa de forma continua la salud (esto incluye también la información de tu código genético). Además, el algoritmo se ve alimentado de forma continua por un flujo de información que le llega directamente de ti, de tu teléfono móvil y de tu *smartwatch*, incluyendo datos como ritmo cardiaco, temperatura, nivel de estrés, también tu voz, etc. Basándose en toda esta información y el gigantesco aprendizaje que ha realizado el algoritmo estudiando datos similares de millones de personas, es capaz de predecir que esta tarde tienes un 91 % de probabilidades de sufrir un ictus, hecho que le lleva a alertarte para que te presentes inmediatamente en un servicio de urgencias. El avance, sobre todo, para la salud es enorme.

Este es uno de los objetivos, por muy difícil que parezca, que persigue el desarrollo de algoritmos y aplicaciones para el avance científico y de la salud de las personas que hoy en día tenemos en nuestras manos.

4. El metaverso: un nuevo mundo de infinitas posibilidades

Introduciendo el metaverso

Estamos ante una era marcada por la transformación digital y en la que la salud (en el sentido más amplio del término) está involucrada, lo que afecta a la totalidad de la especie humana en el mismo instante, ya que la globalización, con sus ventajas e inconvenientes, es otra de las características de esta nueva era.

Y esta transformación digital, nos trae el metaverso, que es algo así como «un internet incorporado» o, dicho de otra forma, sería una versión mejorada de internet en la que las personas pueden tener experiencias diferentes a las obtenidas a través de una aplicación o una página web 2D, o también sería un internet expandido, según Marck Zuckerberg (uno de los creadores y fundadores de Facebook [2004] y de *Meta Platforms* [2021]).

El metaverso es un mundo de realidad virtual o digital a la que accedemos a través de dispositivos especiales como gafas de realidad aumentada, que nos permiten interactuar con otros usuarios y elementos del entorno, aunque se han creado plataformas que no necesitan de estos dispositivos para permitir su acceso al metaverso. De algún modo, se trata del lugar donde se entrecruzan las redes sociales, la realidad virtual y los videojuegos multijugador en red.

El metaverso busca ser una especie de realidad alternativa, un universo paralelo en el que poder realizar las mismas cosas que hacemos en nuestro día a día, como trabajar, socializar, viajar, pero sin movernos de nuestra habitación.

Aunque es verdad que, en el campo de la salud, la realidad virtual, la realidad aumentada, la inteligencia artificial han irrumpido con fuerza y su aplicabilidad en este campo ya es un hecho.

- **Realidad virtual (RV).** Es un entorno de escenas y objetos de apariencia real —generado mediante tecnología informática— que crea en el usuario la sensación de estar inmerso en él.
- **Realidad aumentada (RA).** Es el término que se usa para describir al conjunto de tecnologías que permiten que un usuario visualice parte del mundo real a través de un dispositivo tecnológico con información gráfica añadida por este.
- **Inteligencia artificial (IA).** Es la combinación de algoritmos planteados con el propósito de crear máquinas que presenten las mismas capacidades que el ser humano.
- **Avatar virtual.** Es una representación virtual de las personas reales. Estos pueden ser creativos y fundamentalmente distintos a nosotros, o bien, pueden tratar de parecerse lo más posible, creando una representación casi idéntica.

Las principales características del metaverso, tal como se plantea en estas primeras versiones, son:

- **Espacio interactivo.** En el metaverso los usuarios son capaces de interactuar tanto con otros avatares como con el entorno en sí mismo. Además, los usuarios también son partícipes de todos los cambios que van ocurriendo a su alrededor.
- **Descentralizado.** El metaverso no tiene un único propietario, sino que lo son todos sus usuarios. La tecnología *blockchain* garantiza que todas las transacciones dentro de un mundo virtual sean públicas, fáciles de rastrear y seguras en todo el mundo
- **Multiplataforma.** Lo que haces o, mejor dicho, lo que hace tu avatar, en una plataforma o entorno que pasará de un mundo a otro, replicando elementos de la vida real. En general, hablamos de una realidad completamente inmersiva, mezclando el mundo físico y digital.
- **Continuo y autónomo.** Significa que, pese a que no estemos usándolo, este sigue funcionando. Independientemente de que los usuarios estén conectados al mismo, las dinámicas de este mundo virtual siguen su curso.

- **Economías virtuales.** El metaverso tiene su propia economía virtual, descentralizada e impulsada por las criptomonedas. Los usuarios que forman parte de esta economía virtual pueden comprar, vender e intercambiar activos digitales como avatares, ropa virtual, NFT (*tokens no fungibles*) o entradas para eventos.

La realidad virtual y la realidad aumentada se funden en el metaverso para crear una sensación de presencia virtual.

La atención sanitaria a través de una nueva dimensión

Como en otras de las tecnologías más disruptivas que hemos tratado en este capítulo, aún estamos empezando a rascar la superficie de las aplicaciones prácticas del metaverso en salud[6]. Hoy en día se mimetizan bastante con las de la realidad virtual o las de la realidad aumentada, pero ya empiezan a coger carta de naturaleza propia.

La idea de crear un centro de salud en el metaverso o un hospital en el metaverso es uno de los primeros conceptos que se han puesto en juego. La creación de entornos virtuales podría permitir a los pacientes asistir a consultas de manera *online* mediante avatares que incorporen sus datos clínicos. En este sentido, se trataría de una evolución de la videoconsulta, que ya hemos tratado ampliamente, pero llevada a un entorno 3D a través de la realidad virtual. La protección de datos y la compartición de plataformas digitales son los principales retos para el impulso de esta nueva tecnología.

Si los pacientes virtuales (avatares creados para experimentar tratamientos de forma segura) ya se utilizan en el mundo de los ensayos clínicos con nuevos medicamentos, parece previsible que pueda ocurrir algo parecido con este nuevo entorno digital y pueda probarse la eficacia de un tratamiento en el gemelo digital antes de prescribírsela al paciente. El problema no parece encontrarse en los límites de esta tecnología, sino en la privacidad de los datos personales, que en salud gozan además de especial protección. Esta tecnología está pensada para que una especie de clon digital pueda ser capaz de moverse por un entorno sanitario virtual y trasladar a un médico sus preocupaciones o dolencias.

El avatar llevará consigo el ADN digital del paciente real para representarlo en el entorno ficticio; de esta forma, el avatar tendrá el mismo tipo de diabetes, los mismos problemas oftalmológicos, la misma hipertensión, etc., y los diagnósticos y las alternativas terapéuticas serán una opción, siempre ayudando al profesional sanitario que tendrá la última palabra.

El ámbito de la formación es, lógicamente, y en paralelo a la realidad virtual, una de las mayores aplicaciones que se le imaginan al metaverso. Los estudiantes de medicina, antes de llegar al hospital, podrán interactuar de forma repetida y variada con pacientes virtuales, aprendiendo los detalles de la anatomía y la práctica de las intervenciones sin el riesgo de dañar a los pacientes, de una forma similar a lo que hoy hacen los aspirantes a piloto en los simuladores de vuelo.

Igualmente, será de gran utilidad para la planificación y ensayo de operaciones complejas. Por ejemplo, ante la necesidad de practicar a un paciente una cirugía de alta complejidad, los médicos podrán obtener modelos en 3D del paciente, estudiarlo desde todos los ángulos y en todas las escalas, y practicar la intervención requerida de forma virtual, ensayando múltiples veces antes de pasar a la ejecución real de la misma con el paciente.

Combinación de tecnologías

En el momento en que se junte esta tecnología con herramientas de aprendizaje automático (*machine learning*) e inteligencia artificial, los datos médicos de millones de avatares permitirán afinar y mejorar los diagnósticos y tratamientos de otros tantos pacientes reales, conocer los efectos secundarios de medicamentos que toman personas con dolencias similares y, en definitiva, optimizar el gasto sanitario y la atención médica, haciendo los sistemas sanitarios más eficientes. Los datos en el metaverso tienen el potencial de conocer los resultados y mejorar los mismos, reducir los costes y optimizar la calidad de la atención médica.

Sin embargo, todo este volumen de datos médicos personales debe gestionarse de forma adecuada para garantizar su seguridad y su inviolabilidad. Aunque todavía no ha sido avalado como método totalmente eficaz de salvaguarda de información personal en este tipo de entornos, el *blockchain* está diseñado para resolver estas preocupaciones y conseguir una custodia y un manejo seguros de los datos.

Limitaciones para convertir el metaverso en realidad

En la actualidad existen varias empresas que trabajan para reducir a cero el riesgo de filtración de información durante su gestión, algo que constituye una condición *sine qua non* para poder avanzar hacia un entorno sanitario plenamente digitalizado. Pero existen otros problemas adicionales de compatibilidad y uniformidad de tecnologías antes de que el metaverso pueda convertirse en una realidad única y compartida por todos los internautas del planeta.

Dos de los principales protagonistas del metaverso en el ámbito de los videojuegos como *Fortnite* y *Roblox*, por ejemplo, no pueden interactuar entre ellos. Tampoco *Horizon Worlds* de Meta Quest con *Mesh* para *Microsoft Teams* y más próximo a nosotros, los diferentes programas existentes en nuestros sistemas sanitarios. Estas limitaciones hacen que, hoy por hoy, esta tecnología permanezca como una promesa. Eso sí, con muchos ingredientes para convertirse en realidad.

Cuando se generalice el uso del 5G como tecnología habilitadora, los pacientes podrán recorrer el recinto y asistir a consultas virtuales con el profesional médico o sanitario en tiempo real.

5. Servicios nativos digitales

Como ya comentamos en la introducción, podemos hacer un símil de la transformación digital como una escalera o sucesión de estados que deben ser recorridos para llegar a un fin. Y este símil es muy adecuado, pues es difícil poder hacer realidad trasformaciones más complejas, como las del *big data* y la inteligencia artificial, sin que los escalones anteriores, como la historia clínica electrónica o la interoperabilidad de los datos, hayan sido realizadas.

Si recordamos brevemente los estadios de la transformación digital, el primero consistía en la automatización de los procesos. En el ámbito de la sanidad encontramos los servicios clásicos de las tecnologías de la información y las comunicaciones como la historia clínica electrónica, el puesto de trabajo, las comunicaciones fijas y móviles o los sistemas de gestión básicos. Lo importante de este estadio, que es la base para los siguientes, es que la información sea sintáctica y semánticamente coherente, y que exista la interoperabilidad que permite su comunicación y agregación.

En el segundo estadio encontramos los sistemas que permiten la transformación digital de la experiencia del paciente y del profesional sanitario. Ya hemos hablado de la cita previa, la receta electrónica, la videoconsulta, los sistemas de adherencia a la medicación, la gestión remota de pacientes y un largo etcétera.

El tercer estadio en el que convertimos la «informatización de lo que hay» en la creación de nuevos servicios de salud pensados en digital. Es decir, en la creación de servicios, pero teniendo en cuenta toda la tecnología existente y todo lo alcanzado en los estadios anteriores de la transformación digital de la sanidad. Con este potencial se pueden diseñar los llamados servicios nativos digitales. Esto no significa que estos servicios sean cien por cien digitales y la relación en persona no participe en los mismos. Significa que tanto lo digital como lo presencial están presentes en la concepción del servicio, como herramientas ya inseparables en la construcción de este.

Un ejemplo de este tipo de servicios que tenemos hoy en día en España es Movistar Salud de Telefónica. Se trata de un servicio de atención médica, abierto las 24 horas del día, orientado a resolver problemas de salud de forma no presencial. Entre sus servicios se encuentra la posibilidad de solicitar una consulta médica telefónica o agendar una consulta por videoconferencia desde el hogar o en movilidad, ya que el servicio se encuentra disponible tanto para usar desde el navegador de los ordenadores, como con una aplicación del teléfono móvil. Están disponibles las especializadas de medicina general, así como algunas especialidades como pediatría, dermatología, traumatología, psicología, ginecología o reumatología. El servicio se integra con una historia clínica electrónica y un sistema de receta electrónica, que permite a los pacientes recibir la receta de forma digital y remota. El servicio se completa con un sistema automático de preevaluación de síntomas, un programa para mejorar la forma física, un seguimiento del paciente por parte de un equipo de nutricionistas y un catálogo de contenidos educativos.

10
La comunicación. Internet y las redes sociales

En los últimos años algunas aplicaciones en internet se han masificado, incluyendo servicios de redes sociales como Facebook, Twitter, Instagram y LinkedIn, entre otras. El uso de las redes sociales permite no solo buscar entretenimiento y socialización, sino que también puede servir para la difusión de información útil realizada por instituciones y organizaciones de salud, pero también para una comunicación entre pacientes, entre profesionales sanitarios, y entre pacientes y profesionales sanitarios.

Así, el rápido crecimiento y la accesibilidad de las aplicaciones web 2.0 han llevado al desarrollo de nuevas formas de atención sanitaria y han abierto nuevas oportunidades para la investigación biomédica, la promoción de la salud y la prevención de enfermedad, así como para compartir experiencias.

Sin embargo, las redes sociales también pueden ser utilizadas de manera inadecuada, por ello, debido al uso progresivo de productos y servicios relativos a la salud a través de redes sociales, los profesionales de la salud, diversas instituciones y organizaciones de salud están desarrollando guías sobre buenas prácticas y el uso responsable de servicios a través de las redes sociales.

1. Uso de redes sociales en organizaciones sanitarias

Cada vez más organizaciones e instituciones sanitarias sienten la necesidad de comenzar a comunicar a través de redes sociales, pero en muchas ocasiones no se atreven por respeto a un entorno hasta ahora desconocido como es el mundo *online*, pero existen numerosas guías prácticas para el uso de las redes sociales en organizaciones sanitarias, como por ejemplo la promovida por Tic-Biomed[1], que recoge conocimiento, experiencias, herramientas, soluciones y ejemplos para ayudar a asociaciones de pacientes, hospitales y otras organizaciones relacionadas con la salud a gestionar su comunicación usando redes sociales.

Los objetivos específicos de esta Guía son:

- Orientar a organizaciones sanitarias a iniciar su comunicación en redes sociales (Facebook, Twitter, YouTube, Flikr, Pinterest, Instagram, etc.).
- Capacitar a las asociaciones y federaciones de pacientes, colegios profesionales, fundaciones y otras organizaciones sanitarias, para gestionar campañas de promoción de la salud y prevención de la enfermedad usando las redes sociales.
- Facilitar qué información relevante relacionada con la promoción y prevención de la salud llegue a los destinatarios finales (pacientes y ciudadanos), de manera más eficaz y segura que utilizando soportes en papel, y a un menor coste.
- Potenciar el uso de las tecnologías de la información y la comunicación entre los ciudadanos, pacientes y profesionales sanitarios como herramienta de mejora de la calidad de vida y bienestar de la sociedad.

A lo largo de esta Guía se puede ver cómo afectan y cómo se utilizan las redes sociales en España y en el mundo en los diferentes colectivos: clínicas y hospitales, asociaciones de pacientes, sociedades científicas y profesionales sanitarios.

Otro ejemplo es el artículo publicado por Juárez Giménez, Fernández Lisón y Monte Boquet en representación del grupo de trabajo de salud 2.0 de la Sociedad Española de Farmacia Hospitalaria (SEFH) bajo el título de: *Recomendaciones para el uso de las redes sociales para farmacéuticos de hospital (12 consejos que deberías tener en cuenta antes de lanzarte a la red)*[2] y que en su anexo reúne una recopilación de las guías de uso y estilo de las diferentes comunidades autónomas y otras organizaciones, y tras su análisis el grupo propone las siguientes doce recomendaciones a tener en cuenta:

«1. Es fundamental respetar las normas de privacidad de los pacientes y la confidencialidad que se tiene que mantener en todos los ambientes, incluida la red. Hay que abstenerse de publicar en línea información que permita identificar al paciente tanto directamente como indirectamente. En todo momento se debe tener en cuenta la Ley 15/1999 de Protección de Datos de Carácter Personal.

2. Sobre el uso de internet y las redes sociales, los profesionales tienen que utilizar la configuración de privacidad para proteger la información personal y el contenido dentro de lo posible, pero se ha de recordar que la configuración de privacidad no es infalible y que, una vez publicado el contenido en internet, es probable que quede de manera permanente. Por lo tanto, los profesionales tienen que controlar su propia presencia en internet para garantizar que la información personal y profesional queda en sus propios lugares y, dentro de lo posible, el contenido publicado sobre ellos por otros es exacta y apropiada.

3. En el caso de compartir información farmacoterapéutica con los pacientes a través de las redes, se deben mantener los límites adecuados de la relación profesional sanitario-paciente,

en conformidad con las normas éticas profesionales, como se haría en cualquiera otro contexto.

4. Para mantener los límites profesionales apropiados se tendría que considerar la posibilidad de la separación explícita de lo que se publica de manera personal o profesional. Sería conveniente no utilizar la cuenta profesional para difundir opiniones y diferenciar los contenidos. Así, se recomienda un planteamiento previo para valorar la posibilidad entre diferenciar y utilizar diferentes cuentas para uso profesional o personal.

5. Cuando se detecte contenido farmacoterapéutico o biomédico publicado por algún otro profesional que parece poco contrastado o evidenciado, se tiene la responsabilidad de notificarlo al autor, de forma que lo pueda eliminar o tomar medidas adecuadas. Si el comportamiento viola significativamente las normas profesionales y la persona no toma las medidas adecuadas para resolver la situación, el profesional debería informar a las autoridades competentes.

6. Debe recordarse que las acciones realizadas en la red y el contenido inadecuado publicado pueden afectar negativamente a la reputación entre los pacientes y los compañeros de profesión. Esta situación puede generar consecuencias negativas en cuanto a su carrera profesional, pudiendo generar desconfianza pública de la profesión.

7. La difusión de la información de carácter farmacoterapéutica se basará siempre en la metodología de la medicina basada en pruebas (dando prioridad a la difusión de la basada en el ensayo clínico aleatorizado, el metaanálisis y la revisión sistemática), procurando siempre citar la fuente primaria original. Se tiene que evitar difundir información publicitaria, poco contrastada y no referenciada.

8. Cuando se promocione la información farmacoterapéutica publicada por otro profesional, siempre es recomendable consultar la fuente original, independientemente del prestigio del profesional que la difunde. Si la información es relevante y de calidad se considera adecuado citar al profesional que difunde por primera vez la información.

9. Siempre se debe asegurar que el contenido y la forma de expresión de la información que se difunde debe ser apropiado a la audiencia a la cual se dirige. Considerando sobre todo la necesidad de adecuar esta información cuando se dirige al paciente y usuario en general.

10. Mantener siempre una actividad periódica mínima en la cuenta, para posicionar la presencia en la red social. Hay que considerar que se tiene que evitar escribir más de una vez el mismo comentario, salvo tener un objetivo promocional, ya que se produciría spam.

11. Se recomienda que el seguimiento a otros usuarios se realice de forma racional, basado en cuentas de organizaciones sanitarias y profesionales de prestigio. Cuando se tratan de cuentas estrictamente profesionales o institucionales, no se recomienda un seguimiento masivo puesto que la recepción de información de baja calidad puede generar pérdida de la eficacia de la cuenta.

12. Se recomienda que todo el material científico que se publique en abierto en la red se haga bajo licencia *Creative Commons Attributions* 4.0, permitiendo así la difusión de este, pero sin perder el crédito de la autoría.»

2. Las redes sociales y los adolescentes

Internet y las redes sociales forman parte de la vida de nuestros adolescentes y preadolescentes, un artículo publicado por la prestigiosa Clínica Mayo[3] reúne a su vez diferentes artículos sobre el impacto favorable y desfavorable de internet y las redes sociales en los adolescentes y preadolescentes de todo el mundo. Una encuesta realizada en 2018 por el Pew Research Center (Centro de Investigación Pew) a casi 750 jóvenes de entre 13 y 17 años reveló que el 45 % está conectado prácticamente todo el tiempo y que el 97 % utiliza, al menos, una red social como: YouTube, Facebook, Instagram o Snapchat. Pero ¿qué repercusión tiene el uso de los medios sociales en los adolescentes y preadolescentes?

Podemos encontrar beneficios en el uso de las redes sociales ya que las redes sociales permiten que los adolescentes creen identidades en línea, se comuniquen con otros y construyan lazos sociales. Estas redes pueden proporcionar a los adolescentes un apoyo valioso, especialmente ayudando a los que sufren exclusión o tienen discapacidades o enfermedades crónicas.

Los adolescentes también usan las redes sociales para entretenerse y expresarse. Y las plataformas acercan a los adolescentes a eventos actuales, lo que les permite interactuar más allá de las barreras geográficas y les enseña sobre una variedad de temas, incluidos comportamientos saludables. Las redes sociales que son divertidas, que los distraen o que les proporcionan una conexión significativa con sus pares y con una amplia comunidad social pueden ayudarlos a evitar la depresión y el aislamiento.

Pero también es verdad que el uso de las redes sociales puede afectar negativamente a los adolescentes y preadolescentes al distraerlos, interrumpir su sueño, exponerlos al hostigamiento, a la propagación de rumores, a las opiniones poco realistas sobre la vida de otras personas, a la presión de grupo, al aislamiento social y físico, a la disminución de la actividad física o del trabajo en equipo (tan decisivos en esta época de crecimiento para su vida posterior), puede causarles dolencias y alteraciones físicas (visuales, aparato locomotor...) derivadas de tiempos prolongados ante una pantalla y en malas posturas durante tiempo prolongado.

Los riesgos también podrían estar relacionados con la cantidad, sin discriminación, de redes sociales que usan los adolescentes. Un estudio realizado en 2019 con más de 6500 niños de entre 12 y 15 años en los Estados Unidos[4] determinó que aquellos que pasaban más de tres horas por día en las redes sociales podrían estar en mayor riesgo de tener problemas de salud mental. Otro estudio realizado en Inglaterra[5], en 2019, con más de 12 000 jóvenes de entre 13 y 16 años concluyó que usar redes sociales más de tres veces por día predecía una mala salud mental y un bienestar deficiente en los adolescentes.

Otros estudios también han observado vínculos entre los altos niveles de uso de redes sociales y los síntomas de depresión o ansiedad. Un estudio realizado en 2016 con más de 450 adolescentes determinó que un mayor uso de las redes sociales, el uso durante la noche y la inversión emocional en estas, como sentirse molesto cuando no se puede iniciar sesión, se relacionaban con una peor calidad de sueño y niveles más elevados de ansiedad y depresión.

La forma en que los adolescentes utilizan las redes sociales también podría determinar su repercusión. Un estudio realizado en 2015 concluyó que la comparación social y la búsqueda de retroalimentación por parte de los adolescentes que utilizan redes sociales y teléfonos inteligentes se relacionaban con síntomas depresivos. Además, un pequeño estudio realizado en 2013 estableció que los adolescentes mayores que utilizaban las redes sociales de manera pasiva, por ejemplo, simplemente viendo las fotografías de los demás, mostraban una menor satisfacción con la vida. Aquellos que usaron las redes sociales para interactuar con otros o publicar su propio contenido no experimentaron estos descensos.

Un estudio más antiguo sobre la repercusión de las redes sociales en estudiantes universitarios demostró que, cuanto más tiempo usaban Facebook, más fuerte era su creencia de que los demás eran más felices que ellos. Sin embargo, cuanto más tiempo pasaban los estudiantes saliendo con sus amigos, menos se sentían así.

Debido a la naturaleza impulsiva de los adolescentes, los expertos sugieren que los adolescentes que publican contenido en las redes sociales corren el riesgo de compartir fotografías íntimas o historias muy personales. Esto puede dar lugar a que sean hostigados, acosados o, incluso, chantajeados. A menudo, los adolescentes escriben publicaciones sin considerar consecuencias o problemas relacionados con la privacidad.

Ante esta situación, imparable por otra parte, hay medidas que podemos tomar para proteger a nuestros adolescentes, alentando el uso responsable de internet y las redes sociales y limitar algunos de sus efectos negativos. En el citado estudio nos proponen los siguientes consejos, que suscribimos:

- **Establece límites razonables.** Habla con tu adolescente sobre maneras para evitar que las redes sociales interfieran en sus actividades, sueño, comidas, deporte o deberes. Alienta una rutina para acostarse que no incluya el uso de medios electrónicos y no permitas teléfonos inteligentes, ni tabletas dentro de sus dormitorios. Da el ejemplo y tú también respeta estas reglas. La verdad es que en este momento es difícil, muy difícil, pero hemos de intentarlo.

- **Controla las cuentas de tu adolescente.** Informa al adolescente de que revisarás periódicamente sus cuentas de redes sociales. Podrías hacerlo una vez a la semana o con mayor frecuencia. No lo dejes inconcluso. Te exige disciplina, ejemplo y formación, pero merece la pena.
- **Explica lo que no está bien.** Desalienta difundir rumores, los chismes, el hostigamiento o los daños a la reputación ajena, ya sea por internet o por cualquier medio. Habla con tu adolescente sobre lo que es apropiado y seguro compartir en las redes sociales.
- **Alienta el contacto físico cara a cara con sus amigos.** Esto es particularmente importante para los adolescentes vulnerables al trastorno de ansiedad social.
- **Habla sobre las redes sociales.** Habla sobre tus propios hábitos en las redes sociales, en cuáles estás y por qué. Pregúntale a tu adolescente cómo usa internet y las redes sociales y cómo se siente al respecto. Recuérdale a tu adolescente que las redes sociales están repletas de imágenes poco realistas.

Si a pesar de cumplir todo lo anterior observas que tu adolescente experimenta signos o síntomas de ansiedad o depresión relacionados con el uso de las redes sociales, habla con su médico, psicólogo o psiquiatra, hoy en día estas situaciones forman parte de la atención médica.

3. La comunicación de los facultativos a través de las redes sociales

Ocho de cada diez médicos en España, usa las redes sociales según la *Encuesta sobre la situación de la profesión médica en España VI* (sexta oleada)[6] realizada por el Consejo General de Colegios Oficiales de Médicos (CGCOM). Dentro del amplio espectro de redes sociales, los médicos se decantan por Facebook como la red social más usada, seguida de Instagram y Twitter. Los resultados revelan que: de los médicos encuestados, el 53.7 % utiliza Facebook; el 30.3 % usa Instagram; el 25.3 % se decanta por Twitter y el 18.3 % elige LinkedIn. Por sexo, el 84.2 % de las médicas encuestadas declararon que utilizan las redes, en comparación al 78.4 % de los médicos. Por lo tanto, las redes sociales para médicos están basadas en una comunidad virtual sobre todo femenina, pero también compuesta de una gran presencia masculina. En lo que respecta a la distribución por edades, Instagram es la red más usada por los menores de 40 años. Por otro lado, WhatsApp, LinkedIn, Twitter y Facebook son las más utilizadas por los mayores de 40.

La propia organización colegial de médicos dispone desde hace años de una estrategia de comunicación en redes sociales con presencia en las principales plataformas como Instagram, Facebook, LinkedIn, WhatsApp, Telegram y YouTube, así como en Twitter, donde se acumulan más de 34 000 seguidores con millones de impactos anuales y campañas con repercusión a nivel nacional.

La Asociación Médica Mundial subraya que «las redes sociales proporcionan nuevas vías de comunicación con los pacientes, el público en general y otros profesionales de la salud». Sin embargo, «es necesario considerar diversos aspectos para garantizar un uso profesional seguro, útil y dentro de la legalidad y de los requerimientos éticos necesarios». Incide en configurar altos niveles de privacidad en las distintas plataformas, además de garantizar la confidencialidad de la información de los pacientes: «Asegurarnos de que ningún paciente pueda ser identificado por la combinación o la suma de información disponible en la red», sentencia la asociación. Además, recomienda no ofrecer consejos médicos personalizados en las redes y, si se utilizan para servicios de información general o promoción de la salud, es importante especificar claramente sus objetivos, características de uso y limitaciones, y debe incluirse en el registro de la historia clínica electrónica cualquier interacción relevante que se haya establecido en las redes.

En definitiva, los organismos que agrupan, coordinan y representan a todos los profesionales médicos, tanto a nivel nacional como internacional, están en las redes sociales y velan por que los profesionales, que como hemos visto también lo están, las utilicen con plenas garantías para ellos y para los pacientes.

Respecto a los tipos de redes sociales que suelen utilizar los médicos, como ya hemos visto, están, por un lado, las redes sociales generales, pero también hay que tener en cuenta las redes sociales específicas de este colectivo, que son muchas y variadas, entre ellas: MesBla, Sermo, Neomed, Pupilum, Esanum, Epocrates, etc.

A través de las redes sociales no solo se comunica y se difunde información a los pacientes de forma específica y concisa, sino que además esta transferencia de la comunicación se hace de forma rápida.

Se ha comprobado que la existencia de grupos privados en Facebook ayuda tanto a la comunicación entre pacientes o entre profesionales y pacientes, como a la difusión de eventos, congresos, etc. Sin embargo, fuera de estas redes generales existen espacios específicos para hablar de temas de salud, como es el caso de los foros, las comunidades y las redes sociales verticales, las cuales son plataformas de contenidos médicos y en las cuales participan diferentes públicos de pacientes.

Los expertos dicen que es más eficaz para un profesional médico enfocarse en redes verticales, pues una de las cosas más difíciles en cuanto a la gestión de las redes sociales, como personas y como profesionales, es su administración diaria y el enorme tiempo que consumen en el día a día.

En este sentido podríamos agrupar las redes sociales específicas que están en el campo de la medicina en:

- Redes específicas para estudiantes de medicina.
- Redes técnicas destinadas a profesionales de una misma especialidad.
- Redes destinadas a la colaboración entre colegiados médicos para que compartan dudas específicas de otras especialidades y puedan compartir conocimiento.

- Redes para conectar la comunidad científica con la medicina de atención primaria y facultativos médicos de centros de salud y hospitales.
- Redes específicas para entablar relaciones entre médicos y pacientes.

En la actualidad, las redes sociales son el canal más extendido como medio de comunicación, lo que incluye al sector de la salud, ya que permite entablar conversaciones entre profesionales y divulgar información a los pacientes.

4. La comunicación entre los pacientes a través de las redes sociales

A semejanza de las redes específicas para profesionales de la medicina, existe otras exclusivas para pacientes, entre las que podemos citar: Somospacientes, Discapnet, Onsalus, Plataforma de Organizaciones de Pacientes, Happyair (Fundación Lovexair), Patientslikeme, etc.

Concretamente Patientslikeme[7] es una red social donde más de 850 000 miembros comparten sus experiencias. Reúne más de 2800 afecciones diferentes. Aunque solo está disponible en inglés, merece la pena citarla para ver su potencial y el de otras que le seguirán. Es una red creada para conectar usuarios que «aprendan juntos» sobre su salud o sobre la enfermedad que les han diagnosticado ofreciendo consejos y apoyo de (según sus propias palabras): «aquellos que entienden mejor tu condición, puesto que ellos ya viven con ella hoy». Esta plataforma surgió por la necesidad de una familia que, ante la enfermedad de uno de sus miembros, necesitaba encontrar experiencias reales de otras personas que viven, en el mismo momento, con la misma enfermedad y luchan por sobrevivir. Nació en 2005 y se ha expandido rápidamente por todo el mundo reuniendo a personas que viven con cualquier condición de salud para que se conecten con sus pares, aprendan juntos y se hagan cargo de su salud y de su enfermedad.

En las plataformas de este se tipo comparten historias personales e información sobre salud y las enfermedades, con sus síntomas, diagnósticos y tratamientos, con el objetivo de mejorar la vida de todos los pacientes a través del conocimiento derivado de compartir experiencias y resultados en el mundo real, más allá de los ensayos clínicos. Sin embargo, se están convirtiendo en recursos clínicamente sólidos con impacto demostrado y validado, en este caso, por más de 100 estudios en revistas médicas y científicas revisadas por pares.

11
Innovación ética y segura

No podemos avanzar hacia la conclusión de este libro sin tratar un tema de capital importancia a la hora de desarrollar la salud digital. Y este es el de las implicaciones éticas que tiene la transformación digital de la sanidad en cuanto a la prestación del propio sistema sanitario. Conceptos como sesgos, equidad del sistema y un largo etcétera aparecen una y otra vez en los debates de la materia. Vamos a tratar aquí las principales cuestiones de los campos de la salud digital y la bioética afloran en su conjunción.

1. Aspectos bioéticos de la telemedicina en el contexto de la relación clínica

Según el Comité de Bioética de España[1], la salud digital se corresponde con el campo de conocimiento y práctica, asociado con el desarrollo y uso de la tecnología digital para mejorar la salud. La salud digital amplía el concepto de e-salud para incluir a los consumidores digitales, con una gama más amplia de dispositivos inteligentes y equipos conectados, y el uso de las tecnologías digitales (internet de las cosas, inteligencia artificial, *big data*, robótica, etc.) para la salud.

Además de esta, analiza otras definiciones relacionadas, así como tipos, aplicaciones y oportunidades y aspectos normativos de la telemedicina, para una vez comparte sus reflexiones nos traslada una serie de recomendaciones entre las que podemos destacar que:

«• La telemedicina debe regirse, cuando menos, por los mismos principios bioéticos que la medicina tradicional.
- Se debe entender la telemedicina, y en especial la teleconsulta, como complementarias y nunca sustitutas absolutas de la consulta presencial. El elemento humano es sustancial en la relación clínica, en la atención médica.
- El uso de la telemedicina se debe promocionar en aquellas situaciones que supongan una oportunidad para mejorar la asistencia y el cuidado de la salud de las personas, facilitándoles el acceso, disminuyendo la desigualdad, mejorando los trámites burocráticos, facilitando la continuidad, el seguimiento, las respuestas a dudas o comunicación de resultados y la televigilancia domiciliaria en pacientes con patologías crónicas.
- La telemedicina debe contar con un plan de evaluación que permita la realización de ajustes en función de los resultados y las consecuencias de las diferentes modalidades. Es importante establecer alertas ante desviaciones que puedan generar desigualdades en la atención a la salud.
- Hay que realizar estudios de calidad acerca de las repercusiones de la telemedicina en las distintas patologías y en las diferentes poblaciones.
- Hay que promover la formación de los profesionales en el uso de la telemedicina, y establecer estrategias de prevención del "acostumbramiento" a la consulta no presencial que pueda limitar el compromiso profesional.

- La modalidad de consulta no presencial nunca puede ser una herramienta con la finalidad de rentabilizar la jornada laboral y disminuir la contratación de profesionales.
- Hay que potenciar la formación de los ciudadanos en habilidades de manejo y hacerla accesible a las poblaciones más vulnerables o desasistidas.
- Se debe dotar a la telemedicina del soporte normativo y legal que garantice su buen uso y de los mecanismos para preservar la seguridad, la confidencialidad y la protección de datos.
- Es obligado promover un análisis social, ético y jurídico riguroso sobre la repercusión de la telemedicina en la atención sociosanitaria, en el que participarán todos los actores de la red social incluyendo a la ciudadanía, los profesionales y las instituciones. Este análisis debe tratar, entre otros aspectos, la seguridad clínica, la protección de datos, la prevención de ataques cibernéticos en el sector de la salud, la brecha digital y las preferencias del ciudadano o paciente.»

Concluyendo que cuando hablamos de telemedicina debemos referirnos a ella como la fructífera unión entre medicina y tecnología, y considerarla como un medio al servicio de las personas. La telemedicina puede y debe contribuir a optimizar la atención médica tradicional, permitiendo a los profesionales estar más cerca de sus pacientes y sus necesidades, garantizando la continuidad de la atención que les prestan, agilizando tiempos de espera, simplificando trámites burocráticos y mejorando la accesibilidad a los servicios. Pero su desarrollo precisa de una apuesta genuina, potente y deliberativa de la sociedad en general y de las autoridades sanitarias e instituciones en particular, sin excluir a los pacientes, profesionales y a la denominada sociedad del conocimiento, para avanzar de forma segura y garantista por el camino de la salud digital basada en valores éticos, que nos posibilite construir en el presente y proyectar el futuro de una atención a la salud sustentada en el valor fundamental e intrínseco que le da sentido a la relación clínica: la confianza.

2. Telemedicina y eSalud: reflexiones desde la bioética

La relación médico-paciente se halla en el centro de la asistencia médica y se basa en la confianza[2]. Confianza en la capacidad para curar de la medicina, de los conocimientos del médico y en el médico como persona. Y esta relación de confianza se basa en la comunicación. De hecho, preocupa desde hace tiempo la deshumanización de la medicina y se plantea como reto la necesidad de recuperar la confianza del paciente. Sin continuidad ni cercanía, no hay vínculo y, sin vínculo, no hay conexión. Acercar la medicina a las personas es uno de los retos actuales y, parte de este, consiste en la formación de los profesionales para adaptar las capacidades de comunicación a la tecnología digital y proporcionarles el tiempo necesario para llevar a cabo su cometido.

———

La relación médico-paciente en telemedicina debe regirse por los mismos principios y valores que la medicina presencial: el beneficio del paciente.

La Asociación Médica Mundial, en su Declaración sobre la ética de la telemedicina de 2018[3], precisa que «la consulta presencial es la regla de oro en la relación médico-paciente». Acepta que existen casos en que la consulta telemática puede sustituir a la consulta presencial, y establece que estas consultas deben ser regidas por los mismos principios de la ética médica que las consultas presenciales.

Los caminos del acceso a la salud a través de la telemedicina instigan a repensar las vías que debemos transitar, en este sentido, la descripción de nuevas rutas asistenciales digitales estará condicionada por diversos factores y actores, por ello es necesario tener en cuenta:

«• Las distintas instituciones prestadoras de cuidados de telesalud y telemedicina deben contar con personal debidamente capacitado para brindar información, asistencia técnica y apoyo logístico a los usuarios y profesionales sanitarios en todo momento.

• Los equipos de salud deberán trazar sus rutas digitales asistenciales dependiendo de la especialidad y el momento en el proceso salud-enfermedad en la que participan, teniendo en cuenta las tecnologías y las competencias sanitarias y digitales de los recursos humanos.

• En el trazado e implementación se deberá tener en cuenta la participación intersectorial de actores de distintas procedencias que conforman las redes de salud.

• Se recomienda el análisis jurídico de la matriz de responsabilidades profesionales e institucionales en el caso de las rutas digitales asistenciales regionales e internacionales.

• Deben facilitar el acceso a los servicios asistenciales, independientemente de la localización geográfica.

• Deberán ser una oportunidad de mejora en la gestión organizacional y reducir la sobrecarga del sistema sanitario.»[4]

Por lo que podemos afirmar que, además de los ejemplos concretos que hemos visto en el presente, en el futuro se prevén cambios verdaderamente revolucionarios en la prestación de la asistencia sanitaria. Por tanto, debemos procurar que haya apertura de miras, voluntad de cambio, atención a los riesgos y precaución con los excesos, y todo ello sea guiado por un viejo principio: tener al paciente en el centro del sistema y no olvidar nunca que los sistemas sanitarios trabajan con personas para personas. Es importante ser consciente de que la salud digital es una herramienta de proximidad y que, de una forma u otra, cambia la experiencia del contacto en la atención médica.

Esta situación, ha impulsado a la telemedicina como una alternativa tecnológica y organizativa que permite (y ha permitido) atender a nuestros pacientes en determinadas condiciones, facilitar su acceso al sistema sanitario o favorecer la seguridad del paciente y del resto de la población como ocurrió durante la pandemia.

Por lo anterior, la Comisión Central de Deontología del Consejo General de Colegios Oficiales de Médicos marcó las directrices que se deben seguir en su informe *La telemedicina en el acto médico. Consulta médica no presencial, e-consulta o consulta online*[5] y que entre sus conclusiones podemos destacar:

- La relación médico-paciente es el eje fundamental y la base sobre la que se ha de fomentar la asistencia sanitaria. Todas las tecnologías se han de encaminar a la mejora de la humanización de la medicina, pilar esencial del *Código de deontología médica*.
- El ejercicio de la medicina tiene como objetivo el beneficio del paciente. Es preciso actuar con la prudencia que todo cambio aconseja, ajustando las respuestas a las circunstancias personales de cada paciente y a la luz de los principios deontológicos que toda actividad clínica ha de mantener siempre.
- La e-consulta o la asistencia médica, que se ofrece gracias a las nuevas tecnologías o sistemas de comunicación, es un verdadero acto médico que completa la atención presencial del médico al paciente pudiendo aportar eficacia, no solo a la actividad asistencial y de cuidados, sino a las actividades de salud pública y vigilancia epidemiológica.
- La e-consulta, a veces, puede llegar a sustituir y, otras veces, a completar el acto médico presencial porque este no sea posible, aconsejable o porque la ponderación entre el riesgo y el beneficio para el paciente así lo sugiera; siempre que ambas partes queden satisfechas con la decisión tomada, que ha de ser consensuada y no impuesta por ninguno de los implicados.
- En todo acto médico siempre será el criterio del médico quien interprete la situación y decida la respuesta adecuada que ofrecerá a cada paciente.
- Es imprescindible dotar de un tiempo específico y suficiente en la agenda asistencial, para que la consulta telemática reúna los requisitos de calidad y calidez. Basar su implementación

solo en criterios de eficiencia y accesibilidad del usuario ponen en riesgo la seguridad del paciente y la buena praxis médica. Es muy importante que esta actividad no presencial sea considerada de igual importancia que la clásica, ya que necesita tiempo y reflexión por parte tanto del médico como del paciente para evitar errores y precipitaciones inducidas por el poco tiempo disponible para realizarla, con la dificultad sobreañadida de no contar con una exploración física ni con la comunicación no verbal que tan importantes son en el acto médico.

- Cuando se considere necesario o sea procedente realizar examen físico debe procederse a la citación personal, y si es imposible, debe recurrirse a una atención domiciliaria por el sistema establecido.

- Como en todo acto médico, la e-consulta se rige por los preceptos establecidos en el *Código de deontología médica* acerca de la relación entre el médico y el paciente: la defensa de los derechos y la seguridad del paciente, así como el respeto a los profesionales sanitarios.

- Cuando el médico hace uso de los sistemas de comunicación, debe ser consciente de la trascendencia de sus actos y de los daños directos e indirectos que puede generar y por los que habrá de responder, en su caso, deontológica y legalmente.

- Es obligado dotar de seguridad jurídica al desarrollo de la telemedicina. En estos momentos, surgen no pocos interrogantes jurídicos y deontológicos en relación con los actos médicos realizados mediante telemedicina y a la responsabilidad profesional del médico ante un diagnóstico no presencial erróneo, a los que habrá que dar respuesta.

En definitiva, el *Código de deontología médica* se adecua a una nueva realidad y marca cuáles las reglas y advierte de la necesidad de preparación ante lo que se avecina en la aplicación de las nuevas tecnologías en el acto médico.

3. Buenas prácticas para tecnologías sanitarias digitales

Como hemos visto, las nuevas tecnologías digitales se están consolidando para lograr una transformación digital apropiada de la atención médica y social que brinde beneficios a los o pacientes, a los profesionales y los sistemas sanitarios en su conjunto, pero no solo en España, también en todo el mundo.

La *Estrategia de salud digital* del Sistema Nacional de Salud[6], *A guide to good practice for digital and data-driven health technologies del NHS*[7] y el *Código de Conducta TIC* del Servicio Andaluz de Salud[8] son algunos ejemplos de cómo los responsables políticos están adecuando la normativa a esta nueva realidad.

Debido al carácter delicado de tratar la salud de las personas y la obligación de proteger sus datos, los sistemas sanitarios se están amparando con diversas leyes, así como con normas profesionales y éticas. La creación de aplicaciones y el desarrollo de nuevas tecnologías están en un punto inicial en el que participan sectores que aún no están familiarizados con la ética médica ni con la regulación de la investigación biosanitaria, y pueden utilizar conjuntos de datos o métodos de procesamiento que se encuentran fuera de las salvaguardas existentes en los sistemas sanitarios.

Al mismo tiempo, los sistemas sanitarios en general (pacientes, profesionales, prestadores, proveedores) necesitan un medio para obtener seguridad y confianza en estos dominios para poder cumplir con su deber de brindar la mejor atención médica a los pacientes y el mejor valor para los sistemas sanitarios.

4. Salud digital, una oportunidad y un imperativo ético

La salud[9] es uno de los requisitos para conseguir una vida plena y conseguir una cobertura universal de las prestaciones básicas en salud es una condición esencial para alcanzar tanto el objetivo 3 de los ODS[10] (objetivos de desarrollo sostenible) que específicamente habla de salud y bienestar, sino para la totalidad de los 17 objetivos ya que sin salud no hay desarrollo humano ni económico posibles.

En los países desarrollados, los sistemas sanitarios están sometidos a una enorme tensión por la inversión de la pirámide demográfica, con el aumento de la esperanza de vida y la cronicidad de las enfermedades, y por la falta de equidad e ineficiencia en el uso de recursos como ya ha quedado acreditado en números estudios.

En los países en vías de desarrollo la situación es precaria por la enorme carencia de recursos humanos y materiales y la ausencia de infraestructuras y con escasas posibilidades de mejora a corto y medio plazo.

No parece posible, ni quizá deseable, replicar en estos el modelo sanitario de las economías avanzadas que a pesar de su enorme coste presenta grandes debilidades en términos de equidad, eficiencia y participación de los usuarios.

Ante la labor inasumible de universalizar el modelo actual convencional de los sistemas sanitarios, la única opción para alcanzar la cobertura universal es priorizar la salud en las políticas y los presupuestos públicos, dignificar la función de los profesionales sanitarios y potenciar el papel protagonista de la persona como paciente con ayuda de las enormes posibilidades de innovación que ofrecen las nuevas tecnologías y la medicina digital.

Es decir, se precisa un cambio en las propuestas encaminadas a buscar soluciones a los problemas de salud y la transformación digital de momento y una más que deseable digitalización a medio plazo, son los instrumentos imprescindibles para conseguir los objetivos globales de salud y bienestar 2030, pero se requieren liderazgos comprometidos y una transformación radical de nuestra manera de entender la sanidad y la salud.

Claves de la salud digital

A lo largo del libro hemos dado una visión lo más general posible de la salud digital, desde los actores a las tecnologías, desde los procesos a las aplicaciones prácticas, sin dejar de pasar por el grado de implantación que la salud digital tiene hoy en día en España. Ahora que vamos acabando esta aventura, debemos recapitular y ofrecer al lector algunas claves sobre la salud digital y su estado actual:

- La salud digital es una realidad presente. La transformación digital de la sociedad, en las economías liberales modernas, comenzó hace más de una década. Aunque la sanidad ha comenzado ya esa transformación, los últimos dos lustros se han caracterizado por la timidez y la cautela de poner en marcha innumerables aplicaciones piloto, con escasos ejemplos de implantaciones a escala. Es el momento de avanzar de forma decidida y recuperar el tiempo perdido. El principio de prudencia no debería ser de aplicación, más allá de lo estrictamente necesario.
- Los pacientes reclaman a la sanidad el nivel de digitalización que existe en otras áreas de su vida. Muchos otros colectivos del sector servicios o de la Administración pública ya han

llegado a grados de digitalización elevados que los pacientes consumen. Hay que perder el miedo a la brecha tecnológica de determinados grupos, y poner los medios para superarla, si la hubiere, combinando lo mejor de los servicios presenciales y digitales en una nueva sanidad más integral e integrada.

- La tecnología ya está preparada y existen múltiples propuestas listas para aplicarse a la sanidad y constantemente siguen apareciendo innovaciones que tienen posibilidades de aplicación en la sanidad. El mundo de la tecnología aplicada al mercado de consumo masivo ha sido el motor de la innovación tecnológica en los últimos 25 años.

- La clave de la transformación digital de la sanidad no es la aplicación de tecnologías, sino la transformación de los procesos y las organizaciones. Como hemos dicho, la tecnología está disponible desde hace tiempo, pero no se aplica porque lo más difícil de transformar son los procesos (la forma de hacer las cosas). Para esto se necesita tiempo, inversión, pero, lo más importante, se necesita liderazgo transformador en los responsables de las organizaciones sanitarias a la hora de proponer y promulgar cambios de calado en el trabajo diario.

- La sanidad pública tiene mayores barreras a la hora de transformar los procesos y la organización del trabajo, lo que deviene en un grado de aplicación de la transformación digital menor, por lo que se ha creado una brecha entre el grado de digitalización de los servicios sanitarios privados (más avanzados) y los públicos.

- La videoconsulta ya es una realidad cercana por su amplio grado de implantación en las organizaciones sanitarias privadas y el esfuerzo que están haciendo los servicios de salud públicos para su despliegue. Tras la desorganización inicial, los servicios de salud empiezan a generar experiencia de usuario en la forma de combinar la videoconsulta con la atención presencial y su uso se está popularizando y normalizando en el conjunto de la sociedad.

- Otras formas de telemedicina están complementando a la videoconsulta: chats, foros, contenidos educativos, cuestionarios, y un largo etcétera ut supra descrito. El acto médico de la consulta se rompe en un conjunto de micro actuaciones que devienen en una atención continuada, dentro y fuera del centro médico.

- La agregación por la analítica de datos y el *big data* de los datos de las HCE, genoma e información de los *wearables*, como fuente de entrada a los algoritmos de IA, es la oportunidad con mayor potencial de transformar la sanidad. Su combinación tendrá dos efectos acumulativos: la mejora en los procesos de diagnóstico y seguimiento de las enfermedades y los tratamientos, y la aceleración de los procesos de investigación científica.

- La salud basada en valor es una tendencia en alza que, paso a paso, está calando en la organización y medición de los sistemas sanitarios. La salud digital basada en valor potencia esta tendencia, dotando a la salud de las herramientas digitales y sus beneficios.

- Alemania se ha puesto en la cabeza de Europa, gracias a la regulación de las terapias digitales (servicios de salud digital prescritos en consulta como si fuesen un medicamento más y subvencionados por el sistema sanitario). Esta tendencia ya ha replicado en otros países y se espera que sea una tendencia global que llegará, antes o después, a nuestro país.

- Por primera vez en la historia de España la salud digital está con mayúsculas en la agenda política gracias a la *Estrategia de salud digital* del SNS. Ahora es necesario que las Administraciones públicas doten a dicha Estrategia de los recursos adecuados, la coordinación interterritorial necesaria y la ejecución de los proyectos certera.

- La transformación digital de la sanidad necesita seguridad y privacidad para los datos de los pacientes, ya que estos son especialmente sensibles. Existe regulación suficiente al respecto (el Reglamento General de Protección de Datos y todas sus normas afines y derivadas) y tecnología para amparar dicha seguridad que protege a los pacientes del tráfico no deseable de sus datos.

- El primer gran reto de la transformación digital es conseguir la interoperabilidad de los datos sanitarios; lograr que estos dejen de estar aislados en silos y escritos en distintos lenguajes, para agrupar grandes cantidades de información sanitaria homogénea y con calidad. En cuanto alcancemos este punto, dispondremos de un activo que permitirá a la investigación científica dar saltos de gigante y aflorará la evidencia científica necesaria y optimizando la atención sanitaria.

Glosario

A

Anonimización. Eliminación de información de identificación personal de los conjuntos de datos, de modo que las personas descritas en esos datos permanezcan en el anonimato.

Apps. Aplicaciones informáticas para dispositivos móviles y tabletas. Las plataformas más populares de *apps* son las de Google (sistema operativo Android) y las de Apple (sistema operativo IOS).

Atención sanitaria basada en el valor (por sus siglas en inglés VBHC). Modelo de gestión y medición de las intervenciones sanitarias que incorpora a los resultados en salud, la determinación de valor de las intervenciones por parte del sistema sanitario y el paciente.

Avatar. Identidad virtual que se puede crear de una persona incluyendo sus características fenotípicas y genotípicas. El avatar sirve como representación de un individuo en una realidad alternativa digital, como el metaverso.

B

Base de datos distribuida. Es un concepto informático. Se trata de que la base de datos está dividida y replicada en varias ubicaciones físicas o centros de datos, pero esto está oculto a sus usuarios que la ven como una sola.

Blockchain. Cadena de bloques. Se trata de una tecnología que permite la creación de una base de datos distribuida y segura, en la que no existe una única persona o entidad que almacena la información o controla los datos, sino que estos son mantenidos de forma federada por toda una comunidad, y las modificaciones a los mismos pueden ser realizadas y auditadas por todos los participantes de esta.

***Business Intelligence* (BI).** Aunque el término tiene múltiples acepciones, en este libro lo utilizamos en el sentido del conjunto de metodologías y herramientas que permiten, a partir de los datos estructurados que maneja una organización, obtener informaciones útiles para la gestión de los procesos o el negocio.

C

Cloud. Servicios de computación en la nube. Básicamente, se engloba dentro de este concepto la prestación en modo servicio de un conjunto de infraestructuras informáticas, tanto *hardware* como *software*, por parte de una empresa prestataria, y en instalaciones ajenas a las de la empresa cliente que contrata y utiliza dichas infraestructuras.

Consejo Interterritorial del Sistema Nacional de Salud (CISNS). Órgano dependiente del Ministerio de Sanidad y que incorpora a su vez a los órganos competentes de las comunidades autónomas para la coordinación de los aspectos de política sanitaria en el estado español.

E

Edge Computing. Computación distribuida que acerca el almacenamiento y la computación de datos a la ubicación en la que se necesita, mejorando los tiempos de respuesta y ahorrando ancho de banda.

eLearning. Se engloba dentro de este concepto todo lo que tiene que ver con la educación por medios digitales y a distancia. Es más que un aprendizaje virtual, ya que permite crear espacios virtuales para impartir clases, ejercicios interactivos, foros de discusión e incluso simulaciones reales.

***Electronic Medical Record* y *Electronic Health Record* (EMR/EHR).** Conjunto de datos de salud referidos a un paciente en formato digital. Este conjunto compone la historia clínica electrónica o historia clínica digital.

H

Hardware. Las partes físicas, tangibles, de un sistema informático, como servidores, sistemas de almacenamiento, equipamiento de seguridad y medios físicos de comunicaciones

Historia clínica electrónica o historia clínica digital (HCE). Registros médicos con la información relativa a la salud de los pacientes que es almacenada en medios electrónicos.

I
Infodemia. Excesiva información sobre un tema concreto.

Inteligencia artificial (IA). Rama de las ciencias de la computación que desarrolla algoritmos informáticos que simulan o imitan algunos procesos del razonamiento humano.

Internet de las cosas (IoT). Conjunto de tecnologías basadas en el concepto de equipamiento, no directamente usado por las personas y que intercambia información a través de internet o redes privadas virtuales.

IT. Tecnologías de la Información.

M
Machine learning. Aprendizaje automático. Una parte de las tecnologías de inteligencia artificial en la que los algoritmos mejoran su funcionamiento y capacidad de ofrecer resultados fiables a partir del entrenamiento con conjunto de datos preexistentes.

O
(Objetivos de Desarrollo Sostenible) ODS. Conjunto de 17 objetivos de desarrollo para mejorar las condiciones de vida de los seres humanos en el planeta. Fueron acordadas por los países en el ámbito de la Organización de Naciones Unidas en 2015 y con un horizonte temporal de 15 años.

Open source. Software de código abierto. Se trata de desarrollos informáticos realizados al amparo de licencias *software* específicas que, de forma general (aunque con excepciones), permiten el uso gratuito y la libre modificación del código licenciado, siempre que las modificaciones queden a disposición de la comunidad para futuros usos.

P
PREMS. Experiencia reportada por el paciente. Como parte del concepto de atención sanitaria basada en valor, son resultados del curso clínico de una enfermedad, aportados por el paciente y relacionados con su experiencia en relación con la misma.

PROMS. Resultados reportados por el paciente. Como parte del concepto de atención sanitaria basada en valor, son resultados del curso clínico de una enfermedad, aportados por el paciente y relacionados con su estado de salud.

R

Realidad aumentada. Un usuario o paciente visualiza parte del mundo real a través de un dispositivo tecnológico con información añadida por este.

Realidad virtual. Entorno de escenas y objetos de apariencia real —generado mediante tecnología informática— que crea en el usuario o paciente la sensación de estar inmerso en él.

S

Salud digital basada en valor (SDBV). Es la utilización de las herramientas, soluciones, estrategias y ecosistemas digitales para contribuir a la generación de valor en el ámbito de la salud.

***Science, Technology, Engineering and Mathematics* (STEM).** Conjunto de estudios reglados o no reglados, en relación con las ciencias (por exclusión de las humanidades o las letras), la tecnología, la ingeniería y las matemáticas (en sentido amplio, incluyendo áreas, como física, química, biología, etc.).

Sistema Nacional de Salud (SNS). Conjunto de todos los organismos públicos adscritos a las Administraciones españolas (central y autonómicas) responsables de la organización y prestación sanitaria. Está dirigido por el Ministerio de Sanidad.

Software. Conjunto de programas y rutinas que permiten a una computadora realizar determinadas tareas.

Startup. Empresa de nueva creación, con un modelo de negocio escalable y basado en el uso de las nuevas tecnologías.

T

Tecnologías de la información y las comunicaciones (TIC, o, por sus siglas en inglés, ITC). Conjunto de tecnologías basadas en *hardware*, aplicaciones informáticas y medios de comunicación que permiten la digitalización de procesos de negocio o personales.

U

Universal Health Coverage (UHC). Cobertura sanitaria universal. Modelo de organización de la sanidad en un determinado país en el que la prestación sanitaria está garantizada para el conjunto de su población de forma independiente a su nivel de ingresos u otras variables socioeconómicas.

Referencias

Capítulo 1

1. Montoliu, Ll. (2021). 20 años del genoma humano. *Genética.* https://montoliu.naukas.com/2021/02/15/20-anos-del-genoma-humano/.
2. Fundación Instituto Roche. (2021). *Transformación digital del sistema sanitario para la incorporación de la medicina personalizada de precisión.* Instituto Roche. https://www.institutoroche.es/static/archivos/Informe_transformacion_digital.pdf.
3. Bhavnani, S. P.; Parakh, K.; Atreja, A. et al. (2017). Roadmap for Innovation-ACC Health Policy Statement on Healthcare Transformation in the Era of Digital Health, Big Data, and Precision Health: A Report of the American College of Cardiology Task Force on Health Policy Statements and Systems of Care. *J Am Coll Cardiol, 70*(21):2696-2718. https://www.jacc.org/doi/10.1016/j.jacc.2017.10.018.
4. EY Global Life Sciences. (2018). *When the human body is the biggest data platform, who will capture value? Life Sciences 4.0: Securing value through data-driven platforms.* https://assets.ey.com/content/dam/ey-sites/ey-com/en_gl/topics/digital/ey-when-the-human-body-is-the-biggest-data-platform-who-will-capture-value.pdf.
5. Roca, G. (2014). *La transformación digital de los negocios.* Roca-Salvatella.

6. Llordachs Marqués, F. Telemedicina. *Clinic Cloud by Doctoralia.* https://clinic-cloud.com/blog/que-es-telemedicina-definicion-tipos/.
7. Kelland, K. (2011). Chronic disease to cost $47 trillion by 2030-WEF. *Reuters.* https://www.reuters.com/article/disease-chronic-costs-idUKL5E7KI0V320110918.
8. Yip, W. y Hafez, R. (2015). *Improving Health System Efficiency. Reforms for improving the efficiency of health systems: lessons from 10 country cases.* OMS. https://www.afro.who.int/sites/default/files/2017-06/WHO_HIS_HGF_SR_15.1_eng.pdf.
9. Newman, P. (2020). *The Internet of Things Report.* Business Insider.
10. León, D. (2020). Ecosistemas digitales de salud. El imperativo del sector. *EY Building a better workind world.* https://www.ey.com/es_ec/consulting/ecosistemas-digitales-de-salud#:~:text=L%20os%20ecosistemas%20son%20redes,y%20experiencia%20%C3%BAnica%20al%20cliente.
11. OMS. *Personal Sanitario.* https://www.who.int/es/health-topics/health-workforce#tab=tab_1.

Capítulo 2

1. Lima, D. (2018). *Informe sobre transformación digital en salud en España: Compromisos vs. realidades.* Asociación Salud Digital. http://salud-digital.es/wp-content/uploads/2019/03/Informe-sobre-Transformacion-Digital-en-Salud.pdf.
2. Lima, D. (2021) *Informe sobre transformación digital en salud en España: Actualización 2021.* Asociación Salud Digital. https://salud-digital.es/.wp-content/uploads/2021/03/Informe-sobre-Transformacion-Digital-en-Salud-Actualizacion-2021.pdf.
3. *España Digital 2025.* Vicepresidencia Tercera del Gobierno y Ministerio de Asuntos Económicos y Transformación Digital. https://avancedigital.mineco.gob.es/programas-avance-digital/Documents/EspanaDigital_2025_TransicionDigital.pdf.
4. Porter, M. y Teisberg, E. (2006*). Redefining Health Care.* Boston: Harvard Business School Press.
5. OMS. (2021). *From value for money to value-based health services: a twenty-first century shift.* https://www.who.int/publications/i/item/9789240020344.
6. Nuño-Solinís, R.; Urtaran-Laresgoiti, M.; Urizar E y Antepara, C. (2019). *La transformación hacia una sanidad basada en valor.*

Bilbao: Deusto Business School Health. https://www.deusto.es/cs/Satellite?blobcol=urldata&blobheader=application%2Fpdf&blobheadername1=Expires&blobheadername2=content-type&blobheadername3=MDT-Type&blobheadername4=Content-Disposition&blobheadervalue1=Thu%2C+10+Dec+2020+16%3A00%3A00+GMT&blobheadervalue2=application%2Fpdf&blobheadervalue3=abinary%3Bcharset%3DUTF-8&blobheaderv alue4=inline%3Bfilename%3D%22Foro+de+Transformacion+Sanitaria+2018.pdf%22&blobkey=id&blobtable=MungoBlobs&blobwhere=1344467547453&ssbinary=true.

7. ASD. (2022). *Haciendo realidad la Salud Digital Basada en Valor.* https://salud-digital.es/wp-content/uploads/2022/06/informe-SDBV-2022.pdf.

8. Nuño-Solinís, R.; Urizar, E; Merino, M. et al. (2022). Validation Study of a Value-Based Digital Health Questionnaire. *Int. J. Environ. Res. Public Health, 19*, 7034. https://aeets.es/validation-study-of-a-value-based-digital-health-questionnaire/.

Capítulo 3

1. Institute Report. (2021). *Digital Health Trends 2021. Innovation, evidence, regulation, and adoption.* https://www.iqvia.com/insights/the-iqvia-institute/reports/digital-health-trends-2021.

2. Martínez, C. (coord.) (2017). *Nuevas tecnologías aplicadas a la investigación con medicamentos. Ensayos clínicos en España. Actualización en ética, normativa, metodología y nuevas tecnologías, 349.* https://www.sefh.es/bibliotecavirtual/ensayos/Ensayos_clinicos.pdf.

Capítulo 4

1. Grau, I. (2022). Resumen del informe IQVIA, Digtal Health Trends 2021. *Fundación iSYS.* https://www.fundacionisys.org/ca/blogs/professional/professional/868-resumen-del-informe-iqvia-digital-health-trends-2021.

2. Organización Panamericana de la Salud. (2022). *Evidencia clínica. Principales definiciones y conceptos.* PAHO/WHO. https://iris.paho.org/handle/10665.2/56043.

3. FollowHealth. *HumanITcare.* [Aplicación]. https://humanitcare.com/.

4. *UniversalDoctor.* [Aplicación]. https://www.universaldoctor.com/.
5. Fundación iSYS. (2022). *mHealth BCVN Conference 2022: El valor de la mHealth.* 2022. [Vídeo] YouTube. https://www.youtube.com/watch?v=Ilp-7NNX_HE.
6. Serrano Pons, J. (2023). UdHa, soluciones personalizadas de Salud Digital basadas en evidencia. *Fundación iSYS.* https://www.fundacionisys.org/ca/blogs/professional/professional/900-udha-soluciones-personalizadas-de-salud-digital-basadas-en-evidencia.

Capítulo 5

1. Organización Médica Colegial de España. (2020). *La telemedicina en el acto médico.* https://colegiodemedicos.es/wp-content/uploads/2020/06/INFORME-DE-LA-COMISI%C3%93N-CENTRAL-DE-DEONTOLOG%C3%8DA-SOBRE-TELEMEDICINA.pdf.
2. Asociación Salud Digital. (2020). *Guía Básica de recomendaciones para la teleconsulta.* https://salud-digital.es/wp-content/uploads/2020/05/Guia_ASD_mayo2020.pdf.
3. Comisión deontológica. (2022). Código de deontología médica. OMC. https://www.cgcom.es/sites/main/files/minisite/static/a8774a7d-9930-469e-8753-eb9e51d29318/codigodeontologia/index.html.
4. Página web de la Organización Médica Colegial de España sobre la receta electrónica. https://www.cgcom.es/servicios/receta-medica-privada/en-soporte-electronico.
5. Mira-Solves, J. J.; Orozco-Beltrán, D.; Sánchez-Molla, M. *et al.* (2014). *Evaluación de la satisfacción de los pacientes crónicos con los dispositivos de telemedicina y con el resultado de la atención recibida.* Programa ValCrònic. https://www.sciencedirect.com/science/article/pii/S0212656714700617.
6. Orozco Beltrán, D.; Sánzhez-Molla, M.; Sánchez, J. J. *et al.* (2017). *Telemedicine in Primary Care for Patients with Chronic Conditions: The ValCrònic Quasi-Experimental Study.* https://www.jmir.org/2017/12/e400.
7. Hernández Quiles, C.; Bernabeu-Wittwl, M.; Barón-Franco, B. *et al.* (2021). A randomized clinical trial of home telemonitoring

in patients with advanced heart and lung diseases. https://journals.sagepub.com/doi/abs/10.1177/1357633X211059707

8. Herdman, M y otros. (2001). *El EuroQol-5D: una alternativa sencilla para la medición de la calidad de vida relacionada con la salud en atención primaria.* https://www.elsevier.es/es-revista-atencion-primaria-27-articulo-el-euroqol-5d-una-alternativa-sencilla-13020211.

9. Farmaindustria. (2016). *La adherencia terapéutica.* https://www.farmaindustria.es/web/indicador/la-adherencia-terapeutica/.

10. Sincrolab. https://corp.sincrolab.es.

11. Mediktor. https://www.mediktor.com/es#.

12. Foro de la Asociación Española Contra el Cáncer. https://www.contraelcancer.es/es/red-social.

13. Página web de la red social Carenity. https://www.carenity.es/foro/indice-foros.

14. Página web informativa del Hospital Universitario Vall d'Hebron. https://hospital.vallhebron.com/es/asistencia/enfermedades.

15. Sociedad Española de Medicina de Familia y Comunitaria. (2021). *Guía Práctica de la Salud.* https://www.semfyc.es/pacientes/cuidarse/guia-practica-de-la-salud/.

16. Simkova, M. (2013). Effective Use of Virtual Learning Environment and LMS https://www.researchgate.net/publication/275542315_Effective_Use_of_Virtual_Learning_Environment_and_LMS.

Capítulo 6

1. García-Cuyàs, F.; San Pedro, M. de y Martínez Roldan. J. (2015) La Salud Digital como motor de cambio hacia nuevos modelos asistenciales y de relación entre los pacientes y los profesionales de la salud. La disrupción de los procesos asistenciales. *Medicina Clínica 2015;145*(Extr.1): 38-42. https://medes.com/publication/106255.

2. Foadi, N. y Varghese, J. (2022) Digital competence - A Key Competence for Todays and Future Physicians. *Journal of European CME, 11*:1. https://www.tandfonline.com/doi/citedby/10.1080/21614083.2021.2015200?scroll=top&needAccess=true&role=tab&aria-labelledby=cit.

3. Shaw, S. M.; Bothwell, M.; Furma, K. *et al.* (2019). Advancing women in science, medicine, and global health. *The Lancet, 393*(10171)493-610. https://www.thelancet.com/journals/lancet/issue/vol393no10171/PIIS0140-6736(19)X0006-9.

4. semFYC, El número especial de *The Lancet* para visibilizar a las mujeres en la ciencia. *semFYC*. https://www.semfyc.es/abordaje-de-la-salud-de-la-mujer/lancet-feminista/

5. Fuertes Goñi, C. y García-Gutiérrez Gómez, R. (2019). El Lancet feminista. Parte 1 #HemosLeído. *SemFYC*. https://www.semfyc.es/el-lancet-feminista-parte-1-hemosleido/.

6. Fuertes Goñi, C. y García-Gutiérrez Gómez, R. (2019). El Lancet feminista. Parte 2 #HemosLeído. *SemFYC*. https://www.semfyc.es/hemosleido-the-lancet-feminista-parte-2/.

7. Fuertes Goñi, C. y García-Gutiérrez Gómez, R. (2020). El Lancet feminista. Parte 3 #HemosLeído. *SemFYC*. https://www.semfyc.es/grupos/el-lancet-feminista-parte-3-hemosleido/.

8. Fuertes Goñi, C. y García-Gutiérrez Gómez, R. (2020). El Lancet feminista. Parte 1 #HemosLeído. *SemFYC*. https://www.semfyc.es/el-lancet-feminista-parte-4-hemosleido/.

9. Unesco. (2019). *Descifrar el código: la educación de las niñas y las mujeres en ciencias, tecnología, ingeniería y matemáticas (STEM)*. https://unesdoc.unesco.org/ark:/48223/pf0000366649.

10. Ametic. (2021). *Libro Blanco para el Desarrollo de las Competencias Digitales*. https://ametic.es/sites/default/files//libro_blanco_def_v7.pdf.

11. Merino Hernández, M y Gómez Calderón, C, (coords.). (2021) *Competencias Digitales de los Directivos Sanitarios en España*. Fundación Signo. https://www.fundacionsigno.com/archivos/publicaciones/informes/COMPETENCIAS%20DIGITA-LES%20DE%20LOS%20DIRECTIVOS%20SANITARIOS.pdf.

12. DigComp Framework. *EU Science Hub*. The Digital Competence Framework (europa.eu).

Capítulo 7

1. OMS (2021). *Estrategia mundial sobre salud digital. 2020-2025*. OMS. https://apps.who.int/iris/bitstream/handle/10665/344251/9789240027572-spa.pdf?sequence=1&isAllowed=y.

2. Naciones Unidas. La agenda para el desarrollo sostenible. *Objetivos de desarrollo sostenible.* https://www.un.org/sustainabledevelopment/es/development-agenda/.

3. Comisión Europea. *La década digital de Europa: metas digitales para 2030.* https://ec.europa.eu/info/strategy/priorities-2019-2024/europe-fit-digital-age/europes-digital-decade-digital-targets-2030_es

4. *España Digital 2026.* Gobierno de España. https://espana-digital.gob.es/sites/espanadigital/files/2022-07/Espa%C3%B1aDigital_2026.pdf.

5. Sistema Nacional de Salud. (2021). *Estrategia de salud digital.* Ministerio de Sanidad. https://www.sanidad.gob.es/ciudadanos/pdf/Estrategia_de_Salud_Digital_del_SNS.pdf.

6. Ley 14/1986, de 25 de abril, General de Sanidad. https://www.boe.es/buscar/pdf/1986/BOE-A-1986-10499-consolidado.pdf.

7. Ley 16/2003, de 28 de mayo, de cohesión y calidad del Sistema Nacional de Salud. BOE 128 de 29/05/2003 Sec 1 Pag 20567 a. 20588 (sanidad.gob.es).

Capítulo 8

1. Asociación Española de Bioempresas. (2022). *Hacia un crecimiento sostenible y resiliente.* Informe Asebio 2021. https://www.asebio.com/sites/default/files/2022-07/Informe%20AseBio%202021_0.pdf.

2. Federación Española de Empresas de Tecnología Sanitaria. Índice Fenin de *madurez digital en salud.* https://www.fenin.es/documents/document/776.

Capítulo 9

1. Página web de la empresa Synerio: https://synerio.com/.

2. Página web de la empresa MySphera: https://www.mysphera.com/.

3. Comisión Europea, Dirección General de Redes de Comunicación, Contenido y Tecnologías, (2019). Directrices éticas para una IA fiable, Oficina de Publicaciones. https://data.europa.eu/doi/10.2759/14078.

4. Línea de Trabajo de Transformación Digital de DigitalES, Asociación Española para la Digitalización (2022). *Inteligencia artificial ética en sanidad.* DigitalES. https://www.digitales.es/wp-content/uploads/2022/02/Informe_IA_Etica_en_Sanidad.pdf.
5. Fundación Merck Salud. (2021) *Inteligencia artificial en el campo de la salud.* Canal Estrategia Editorial. https://www.fundacionmercksalud.com/wp-content/uploads/2021/02/DIGITAL_MONOGRAFIA-26_INTELIGENCIA-ARTIFICIAL_FINAL-1.pdf.
6. Roche+ (2022). El metaverso abre la puerta a una nueva dimensión en la atención sanitaria. *Roche+.* https://www.rocheplus.es/innovacion/inteligencia-artificial/metaverso.html.

Capítulo 10

1. TicBiomed (2013) *Guía Práctica para el uso de redes sociales en organizaciones sanitarias.* Social Media Pharma. https://www.semg.es/images/documentos/2018/uso_rr.ss_organizaciones%20sanitarias.pdf.
2. Juárez Giménez, J. C.; Fernández Lisón, L. C. y Monte Boquet, E. (2014). Recomendaciones para el uso de las redes sociales para farmacéuticos de hospital (12 consejos que deberías tener en cuenta antes de lanzarte a la red). *Farm Hosp. 38*(2):86-88. https://scielo.isciii.es/pdf/fh/v38n2/02editorial02.pdf.
3. Clínica Mayo (2022). Los adolescentes y el uso de los medios sociales: ¿cuál es la repercusión? *La salud de adolescentes y preadolescentes.* https://www.mayoclinic.org/es-es/healthy-lifestyle/tween-and-teen-health/in-depth/teens-and-social-media-use/art-20474437.
4. Riehm, K. E.; Feder, K. A.; Tormohlen, M. P. H. *et al.* (2019). Associations between time spent using social media and internalizing and externalizing problems among US youth. *JAMA Psychiatry, 76*(12):1266-1273. https://jamanetwork.com/journals/jamapsychiatry/fullarticle/2749480.
5. Viner R. M.; Grireesh, A.; Stiglic, N. *et al.* (2019). Roles of cyberbullying, sleep, and physical activity in mediating the effects of social media use on mental health and wellbeing among young people in England: A secondary analysis of longitudinal data. *The Lancet. Child & Adolescent Health, 3*(19)685-696.

https://www.thelancet.com/journals/lanchi/article/PIIS2352-4642(19)30186-5/fulltext#.

6. VV.AA. (2019). *Encuesta sobre la situación de la profesión médica en España VI* (sexta oleada). CGCOM. https://www.cgcom.es/sites/main/files/minisite/static/d7dea1d0-9861-4585-8d97-4c9728a345c0/espm_6a_oleada/3/index.html.

7. PatientsIikeme. https://www.patientslikeme.com/.

Capítulo 11

1. Comité de Bioética de España (2022). *Informe del Comité de Bioética de España sobre aspectos bioéticos de la telemedicina en el contexto de la relación clínica.* http://assets.comitedebioetica.es/files/documentacion/CBE_Informe%20sobre%20aspectos%20bioeticos%20de%20la%20telemedicina%20en%20el%20contexto%20de%20la%20relacion%20clinica.pdf.

2. Cursí, V.; Gomes da Costa, F.; Bossio, P. *et al.* (2021). *Telemedicina y eSalud: reflexiones desde la bioética.* 27. 9-13. https://www.researchgate.net/publication/358606361_Telemedicina_y_eSalud_reflexiones_desde_la_bioetica

3. AMM. (2018). *Declaración de la AMM sobre la ética de la telemedicina.* Asociación Médica Mundial. https://www.wma.net/es/policies-post/declaracion-de-la-amm-sobre-la-etica-de-la-telemedicina/.

4. Cursí, V.; Gomes da Costa, F.; Bossio, P. *et al.* op. cit. 27:9-13.

5. *La telemedicina en Acto Médico. Consulta médica no presencial, e-consulta o consulta online.* 2020. CGCOM. http://www.medicosypacientes.com/sites/default/files/INFORME%20E%20CONSULTA_CCD_10_06_2020%20%281%29.pdf.

6. Comisión deontológica. (2022). *Código de deontología médica.* OMC. https://www.cgcom.es/sites/main/files/minisite/static/a8774a7d-9930-469e-8753-eb9e51d29318/codigodeontologia/index.html.

7. Sistema Nacional de Salud. (2021). *Estrategia de salud digital.* Ministerio de Sanidad. https://www.sanidad.gob.es/ciudadanos/pdf/Estrategia_de_Salud_Digital_del_SNS.pdf.

8. Department of Health & Social Care. (2021). *A guide to good practice for digital and data-driven health technologies.* GOV.UK.

https://www.gov.uk/government/publications/code-of-con-duct-for-data-driven-health-and-care-technology/initial-code-of-conduct-for-data-driven-health-and-care-technology.

9. BOJA. (2020). Código *de Conducta TIC* del Servicio Andaluz de Salud. https://www.sspa.juntadeandalucia.es/servicioandaluzdesalud/sites/default/files/sincfiles/wsas-media-sas_normativa_mediafile/2020/BOJA20201027_codigo_conducta_inform_comunic.pdf

10. Bigorra, J. y Samprieto-Colom, L. (2021) Salud digital: Una oportunidad y un imperativo ético. *Revista Diecisiete Investigación Interdisciplinar para los Objetivos de Desarrollo Sostenible, 04*:137-143. https://www.researchgate.net/publication/350379150_SALUD_DIGITAL_UNA_OPORTUNIDAD_Y_UN_IMPERATIVO_ETICO.

11. ONU (2015). Objetivos de desarrollo sostenible. *Naciones Unidas*. https://www.un.org/sustainabledevelopment/es/objetivos-de-desarrollo-sostenible/.

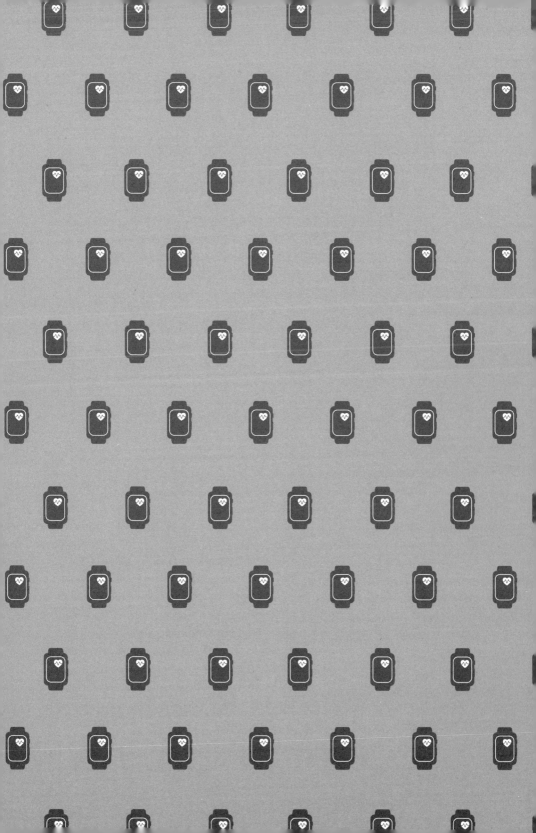

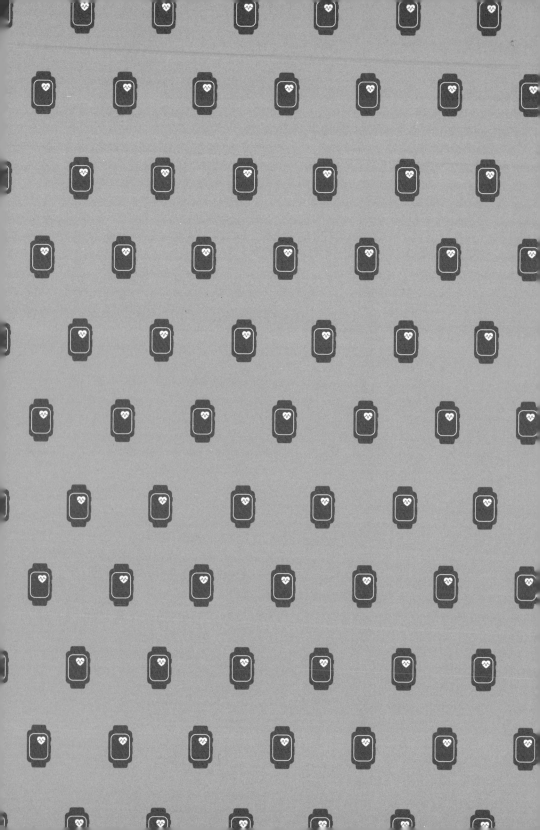